急诊常用中医药特色诊疗技术汇编

黄磊　杨赛　主编

科学技术文献出版社
SCIENTIFIC AND TECHNICAL DOCUMENTATION PRESS
·北京·

图书在版编目（CIP）数据

急诊常用中医药特色诊疗技术汇编 / 黄磊，杨赛主编. —北京：科学技术文献出版社，2021. 8（2023. 3重印）

ISBN 978-7-5189-8029-1

Ⅰ. ①急… Ⅱ. ①黄… ②杨… Ⅲ. ①中医急症学 Ⅳ. ① R278

中国版本图书馆 CIP 数据核字（2021）第 127723 号

急诊常用中医药特色诊疗技术汇编

策划编辑：薛士滨　责任编辑：钟志霞　周可欣　责任校对：文　浩　责任出版：张志平

出 版 者　科学技术文献出版社
地　　址　北京市复兴路15号　邮编　100038
编 务 部　（010）58882938，58882087（传真）
发 行 部　（010）58882868，58882870（传真）
邮 购 部　（010）58882873
官方网址　www.stdp.com.cn
发 行 者　科学技术文献出版社发行　全国各地新华书店经销
印 刷 者　北京地大彩印有限公司
版　　次　2021 年 8 月第 1 版　2023 年 3 月第 4 次印刷
开　　本　710×1000　1/16
字　　数　258千
印　　张　15.25
书　　号　ISBN 978-7-5189-8029-1
定　　价　158.00元

编委会

序

大多数人认为中医是“慢”郎中。因为它疗效慢，煎熬过程复杂，缺乏有效方剂的系统研究，不适应快节奏的现代人生活，更不适用于抢救急症患者。那么，中医真的是“慢”郎中吗？我原以为也是，但自从我来到湖南省直中医医院工作之后，两年多的亲身经历改变了我的看法。

据史料记载，《扁鹊传》中有扁鹊治疗虢太子尸厥的案例；《伤寒论》中有中医药治疗外寒内热症的案例；清代温病学专著中有中医药治疗邪蒙心包症的案例。前人如此，当前亦是如此。我们医院是国家中医紧急医学救援基地，在日常急症救治过程中，中医药治疗急症的案例数不胜数，如中药内服、外敷、外洗的手段可以治疗蛇伤；麻杏甘石汤可以治疗急性呼吸道感染；葛根芩连汤可以治疗急性腹泻；吴茱萸汤及泽泻汤可以治疗眩晕症；炙甘草汤可以治疗心悸等。特别是新冠肺炎疫情期间，“辨证施治”“一人一方”等中医治疗手段与西医形成优势互补，患者发热、咳嗽、乏力等症状明显改善，中医药在疾病预防和急危重症救治中发挥的独特作用再次被社会广泛认可。实践证明，中医药不是“慢”郎中，不仅能治急症，并且善治急症。

习近平总书记指出，中医药学是中国古代科学的瑰宝，也是打开中华文明宝库的钥匙，并对中医药工作作出重要指示，要加强中医药服务体系建设，充分发挥中医药防病治病的独特优势和作用，提高中医院应急和救治能力。“十四五”时期，发挥中医药在疾病治疗中的作用，加快提升中医药应急救治能力已经上升为国家发展战略，中医药传承创新发展，尤其是中医药治疗急症的作用再次凸显。随着经济社会不断向前发展，各类突发公共卫生事件随之增多，人民群众的健康生活受到了威胁。急诊科作为救死扶伤的前沿阵地，永远冲锋在路上，战斗在一线，成为人民健康的守护神，只有在百姓最需要的时候挺身而出，老百姓的健康生活才能得到保障；只有在紧急救援中发挥中医药优势，中医药事业才能在传承创新发展的道路上阔步向前。

鉴于此，湖南省直中医医院急危重症医学中心黄磊主任和杨赛中医专家从2014年开始组织团队收集素材，2020年组织人员整理撰写，历经7年时间，经过反复论证修改，2021年形成《急诊常用中医药特色诊疗技术汇编》一书。这本书既注重理论沉淀，又注重实操演练，每一个急症皆有理论解释、案例呈现、治疗手法等，是实践与理论的碰撞，是经验与技术的浓缩，是中医急诊人7年以来的智慧结晶，是一本中医药治疗急症的书籍。我们希望在力所能及的范围内为同道提供借鉴、点燃激情、产生共鸣，更为重要的是，为中医药治疗急症的需求者提供理论参考和案例分析，营造“信中医、爱中医、用中医”的社会文化氛围，欢迎各位读者感受中医药在治疗急症中的神奇力量。

湖南省直中医医院党委书记 段云峰

于株洲

前言

中医药技术治疗临床急症历史悠久，早在远古时期，我们的祖先便以砭石治疗疾病。最早的文字记载见于 1973 年我国长沙马王堆三号汉墓出土的古代医学“帛书”，书中有砭、灸足三趾端治疗急症癃闭、热病的记载。近五十年来，随着对急症相关知识的不断普及提高，全国各地出现了很多有效的中医药技术治疗急症，为中医院急诊处理各种急症提供更多选择和发展空间。近几年国家相关部门也看到了中医药技术做出的重大贡献，为中医药的发展提供更大舞台和政策支持。传承创新发展中医药是新时代中国特色社会主义事业的重要内容，是中华民族伟大复兴的大事。急诊科作为前沿阵地，无论是重大疫情，还是普通急症，同样有责任继承好、发挥好中医药技术的作用。

为了提高中医药技术在急诊的临床疗效及使用率，湖南省直中医医院急诊科组织编写本书，供急诊中医同道参考使用。本书重点介绍了临床急诊常用的中医药技术，力求实用、方便、经济，希望对读者有所助益。

由于作者水平有限，本书中可能存在不足之处，敬请同道指正。感谢为本书提供图片的模特郭志强、摄影师杨声亮。

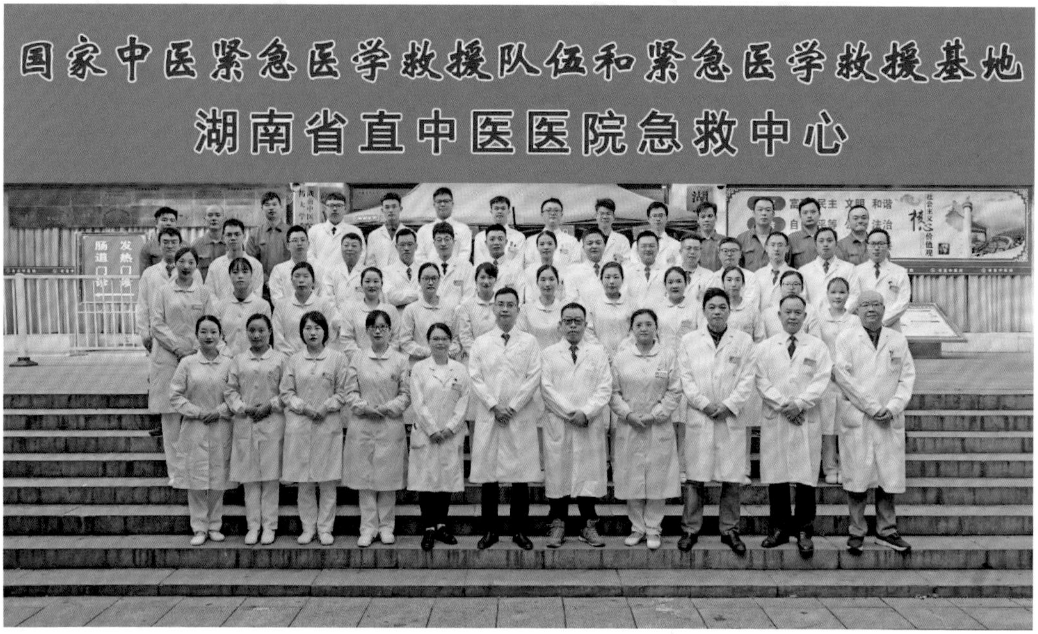

图一：湖南省直中医医院急救中心

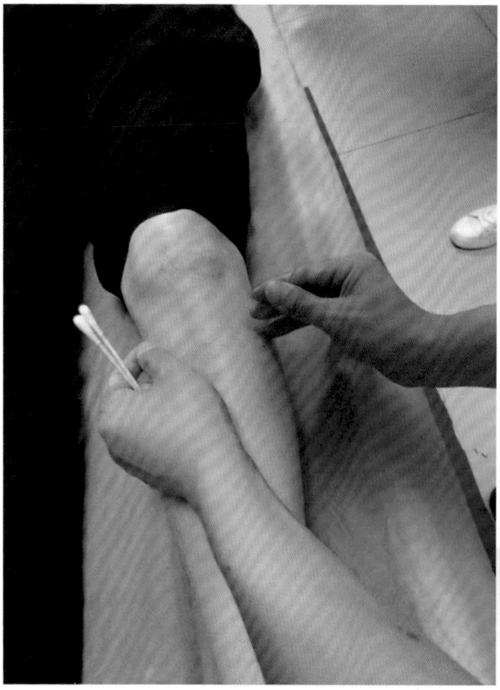

图二：针刺腹痛穴治疗肾绞痛

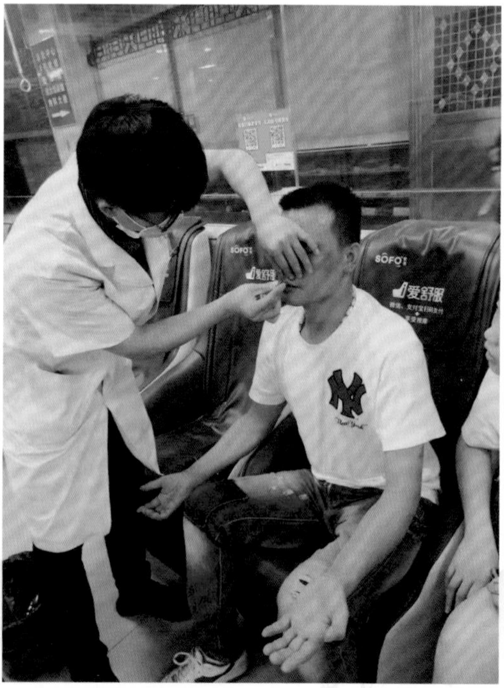

图三：针刺水沟穴诊疗呃逆

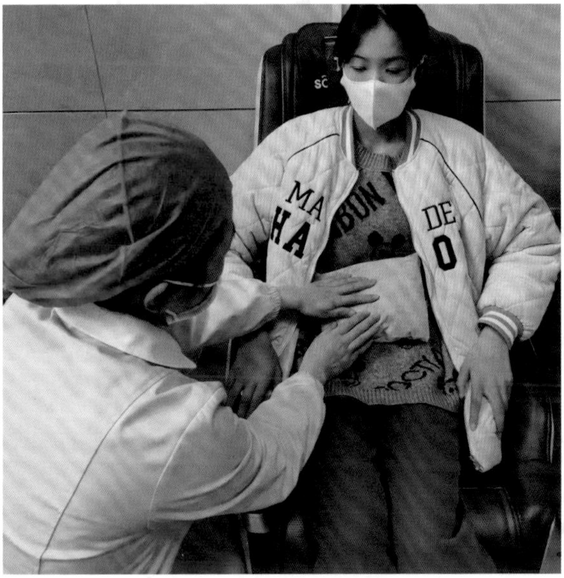

图四：中药封包治疗腹痛

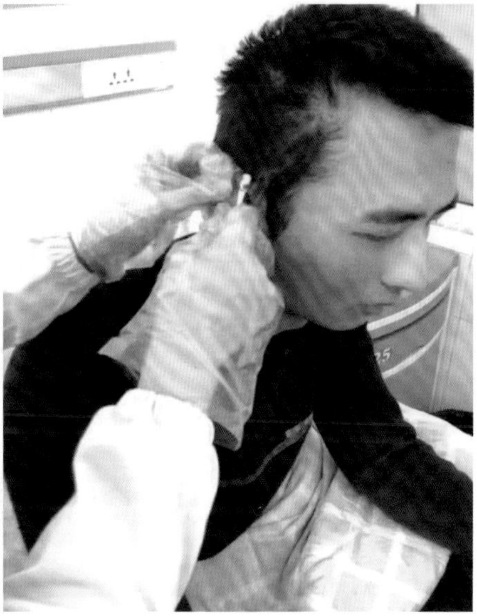

图五：耳尖放血治疗扁桃体炎发热

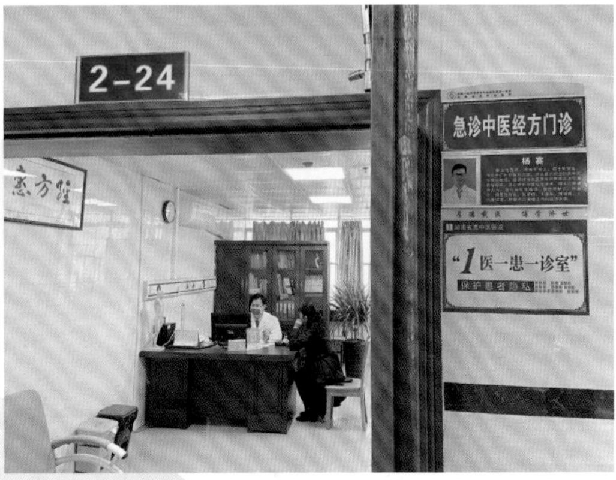

图六：急诊中医经方门诊以“经方惠民”为宗旨，致力于常见急症及内科疑难杂病研究。

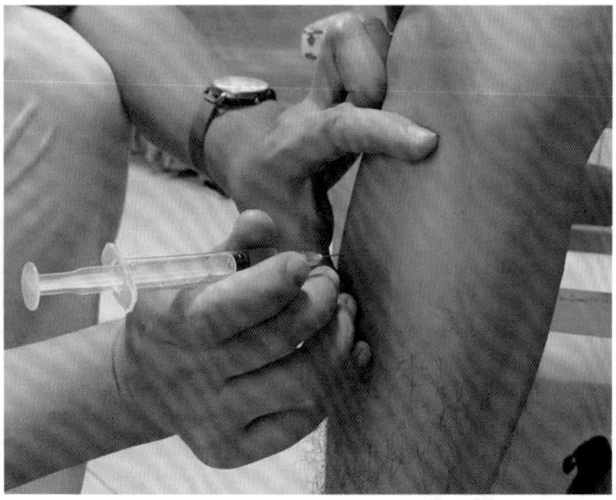

图七：穴位注射治疗腹痛、呕吐。

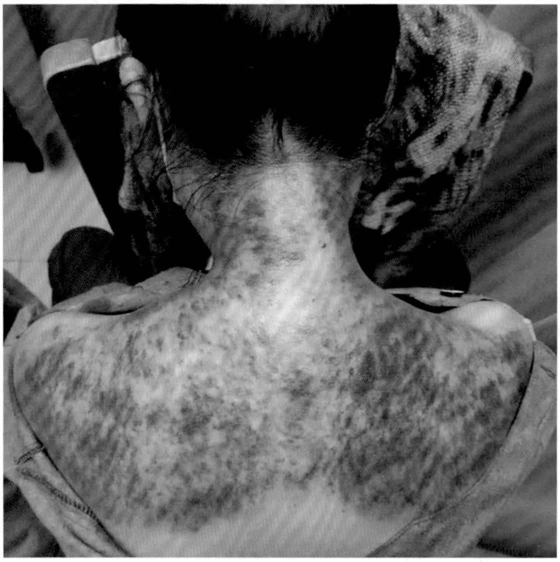

图八：铜砭刮痧

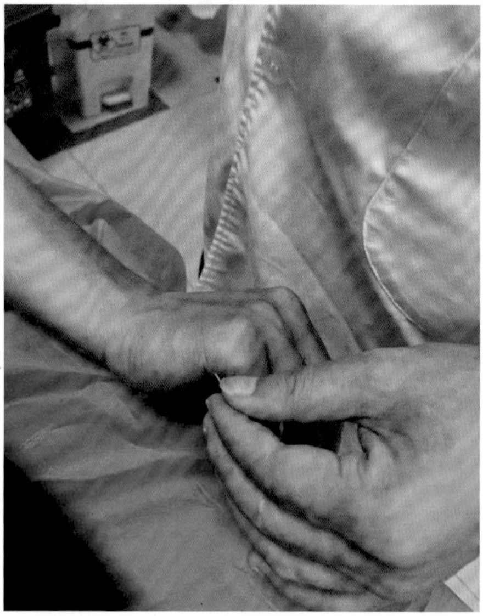

图九：针刺后溪穴治疗急性腰扭伤

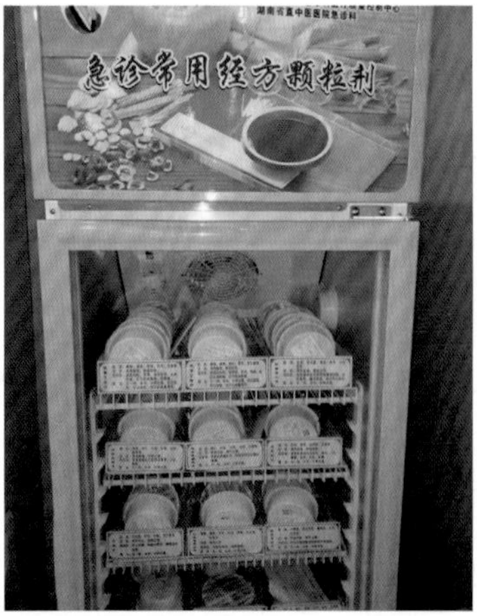

图十：急诊常用经方配方颗粒

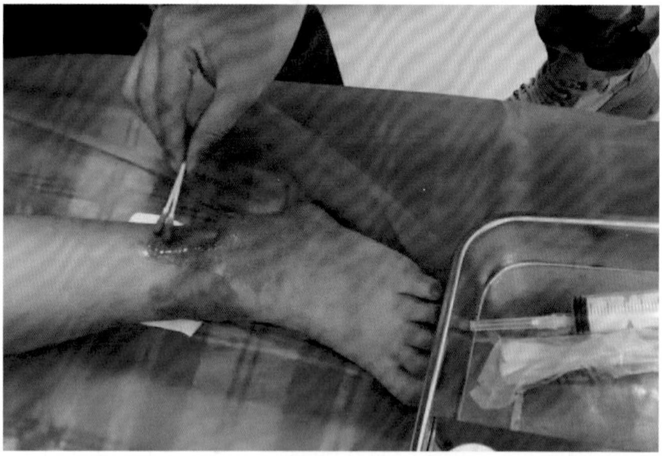

图十一：给烧伤患者中药涂擦

目录

第一章 平衡针治疗技术

针灸治疗临床急症历史悠久，早在远古时期，我们的祖先便以砭石治病。以后历代在理论及针灸的用具、手法等方面又有发展创新，尤其是近六十年来，随着对急症知识的不断普及提高，针灸用具的不断丰富，针灸治疗急症的适应证不断扩大。急诊痛症是急诊临床常见的病症，包括急性的胆绞痛、牙痛、落枕痛、神经性头痛、心绞痛等。患者来诊时往往非常痛苦，作为一名急诊医师，既要查找病因以明确诊断，又要为患者止痛以减轻痛苦。止痛的方法很多，湖南省直中医医院急诊科同仁临床发现通过平衡针止痛，可以收到很好的临床疗效。与其他止痛技术相比，平衡针止痛具有迅速及时、简便经济、副作用小而又适应证广的特点。可以不受地点、时间、设备、药物等各种条件的限制，随时随地，应急处理，所以院前急诊同样适合。现重点介绍平衡针治疗临床常见急诊痛症的针刺处理方法，力求方便实用。

由于作者水平有限，本资料中可能存在不足之处，敬请同道指正。相关参考书推荐《王氏平衡针疗法》王文远著，《针灸治疗急症》王茵萍、朱伟坚著，《针灸学》王华、杜元灏著。

第一节 急诊痛症的概念及特点

急诊痛症，系指因突然发生的疾病或意外伤害导致的疼痛不适而急诊就诊，包括急性发病、慢性病的急性加重发作等。临床常见如外伤、虫兽咬伤、胃肠痉挛、胆绞痛、肾绞痛、牙痛、落枕痛、神经性头痛、心绞痛等。这些疾病患者来就诊时往往十分痛苦，非常迫切的需求是止痛，我们急诊医师在查找病因的同时，应该迅速采用副作用小的方法给予止痛，以减轻患者的痛苦，提高就医体验。

急诊痛症大多是在意想不到的时间、地点、环境下突然发病，不仅起病急，而且痛苦异常，来势凶猛，部分患者属于危重症如心肌梗死、胃肠穿孔、重症胰腺炎、坏死性肠梗阻、主动脉夹层等，预后凶险。因此，既需要迅速诊断，又需要快速止痛，部分止痛药物的不良反应大，或引发头晕、呕吐，或导致尿潴留等。

第二节 针刺止痛原理

针刺止痛理论主要来源于传统医学的心神调控学说和现代医学的神经调控学说。这两个调控学说阐述的就是人体内固有的自我平衡系统——大脑高级指挥系统，也是一种高度精密的自动化控制系统。这种平衡系统是天生的、高效的、自然的、神奇的、强大的，这种系统也是人类适应内外环境繁衍生息的物质基础。传统医学的心神调控学说通过阴阳五行、气血津液、脏腑经络来完成对机体子系统的管制作用；现代医学的神经调控学说是通过神经、内分泌、免疫三大系统网络中心来完成对机体子系统的调控作用。传统医学是从宏观来认识的，现代医学是从微观来认识的，中西医学是一个有机整体，都存在一个平衡系统，只是从不同角度来进行阐述。

具体讲人体的平衡系统就是人类大脑高级指挥中心对待一切事物的认识而产生的本能反应，平衡针灸学就是充分利用人体的这个平衡系统核心原理，通过人为的外因刺激，促使患者机体达到人体自我平衡，从而达到扶正祛邪之目的。平衡针灸学是由王文远教授在继承传统医学的基础上，吸收现代科学理论而发展起来的一门现代针灸学，是一种针灸与心理—生理—社会—自然相适应的整体医学调控模式。

第三节 针刺技术操作规范

一、适应证

1. 运动系统 腰腿痛、扭伤、挫伤、劳损、风湿性关节炎、落枕、坐骨神经痛、末梢神经炎、背痛。

2. 神经系统 眩晕、头痛、面瘫、面肌痉挛、脑血栓形成、脑溢血、脑血管痉挛、失眠、癔症、癫痫、肋间神经痛、三叉神经痛、神经性耳聋、神经性耳鸣。

3. 心血管系统 心绞痛、高血压、冠心病。

4. 消化系统 膈肌痉挛、胃下垂、胃痉挛、急性胃肠炎、消化不良、胆囊炎、肝炎、前列腺炎、便秘。

5. 过敏性疾病 过敏性鼻炎、支气管哮喘、急性荨麻疹、风疹、湿疹、皮肤瘙痒、牛皮癣、神经性皮炎。

6. 其他 糖尿病、感冒、慢性支气管炎、痤疮、脂溢性皮炎、面部疖肿、色素沉着、月经失调、牙痛、假性近视、白内障、痔疮、急性乳腺炎、疲劳综合征、原发性痛经、子宫脱垂。

二、禁忌证

1. 具有严重内脏疾病患者。

2. 具有自发出血倾向的患者。

3. 精神过于紧张，不能配合治疗的患者。

4. 婴儿颅骨囟门未闭、局部病灶不宜针刺。

三、操作流程

1. 用物准备

75% 酒精溶液用于针具、皮肤针刺部位和操作者手指的常规消毒。针具规格：直径 0.32 毫米，长 20 ~ 40 毫米毫针。

2. 针具选择

根据不同病情、针刺部位及手法，选择不同规格的针具。

3. 体位

一般不受限制，为防止晕针最好采用坐位或者卧位。

4. 针刺手法

快进快出，三秒钟之内完成针刺过程，一般不留针，以刺激相关神经束为主。

①直刺法：垂直进针，针刺时针体与皮肤呈 90° 直角。针刺定位要求高，一次扎到要求的深度，针刺透皮感觉轻微。适用于局限性、定位性和深部疾病治疗。

②斜刺法：进针时，针体与皮肤呈 15° ~ 45° 角。较直刺广泛，灵活度大，刺激穴位较多，有利于埋针固定针体，加强刺激量。

四、取穴原则

主要以定位取穴、交叉取穴、对应取穴为基本原则。临床中也配合男左女右取穴、左右交叉取穴、双侧同时取穴等取穴原则。

1. 定位取穴原则

主要是指针对某一病变的部位来选取特定穴位。也就是说，通过针刺特定部位的特定穴位达到治疗另一部位疾病。同时，又不能用交叉、对应来解释的取穴原则。

2. 交叉取穴原则

主要是指左右上下交叉取穴。穴位主要分布于上下肢，上肢的病变取下肢的相应穴位治疗，下肢的病变取上肢的相应穴位治疗。

3. 对应取穴原则

对应取穴原则主要是指前后、左右、上下对应的取穴原则。如乳腺穴为前后对应取穴，偏瘫穴、鼻炎穴为左右对应取穴。

4. 男左女右取穴原则

在人体上治疗疾病的穴位有两个，男性取左侧穴，女性取右侧穴。

5. 左右交替取穴原则

主要是指未定性疾病，又不能一次治愈，而且是人体左侧和右侧的腧穴配合应用的取穴原则。

6. 双侧同时取穴原则

主要针对的是急症，也是人体左侧和右侧腧穴配合应用的取穴原则。此外，对非炎症性、渗出性、外伤性、疼痛性疾病，以麻木为主的病症可采取局部取穴原则。如指麻穴、耳聋穴以局部取穴为主。

五、注意事项

1. 当针刺伤血管时，患者会有烧灼痛样感觉。起针时，要用干棉球轻压揉按针眼。

2. 极个别患者畏针，或体质虚弱，如针刺手法过强，也有晕针现象。对于晕针患者，一般予卧位，休息一下即会好转。

3. 严格执行无菌操作，对针刺穴位应进行常规消毒， 1 人 1 穴 1 针，严格遵守针灸操作规程。

4. 凡留针治疗者，术者不得离开岗位，注意观察患者变化。取针时注意防止漏针、断针。

5. 过于饥饿、疲劳、精神高度紧张者，不宜立即进行针刺；体质虚弱，气血亏损者，针刺时手法不宜过重，并尽量采取卧位。

6. 孕妇不宜针刺腹部、腰骶部腧穴，三阴交、合谷、昆仑、至阴等穴应禁针。行经期间，若非为治疗月经病，一般不应进行针刺。

7. 小儿囟门未合时，头顶部腧穴不宜针刺。

8. 凡有自发性出血倾向者，或损伤后出血不止者，不宜针刺。

9. 皮肤有感染、溃疡、瘢痕、肿瘤者，不宜在局部直接针刺。

10. 尿潴留患者应严格掌握针刺的角度、深度，不宜用大幅度提插、捻转和长时间留针，以免损伤膀胱。

第四节　常用穴位

一、平衡针穴位

临床常用的平衡穴位共 38 个。其中，头颈部平衡穴位 9 个，上肢部平衡穴位 11 个，胸腹部平衡穴位 3 个，脊背部平衡穴位 3 个，下肢部平衡穴位 12 个。

1. 头颈部常用平衡穴位

1）升提穴（图 1–1）

定位：位于头顶正中，距前发际正中 10cm（5 寸），后发际直上 16cm（8 寸），距双耳尖 2cm（1 寸）处。

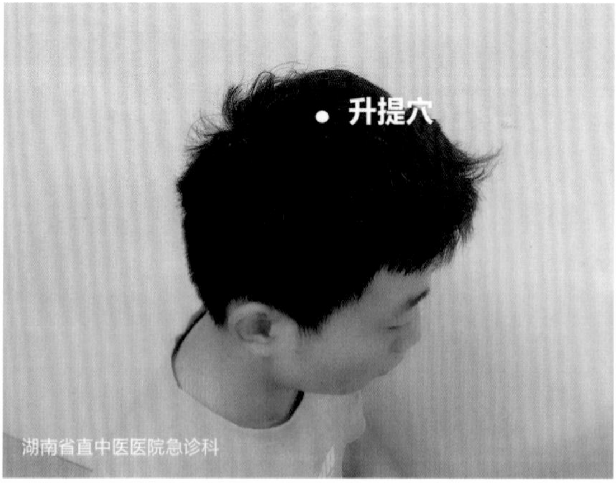

图 1–1　升提穴

取穴原则：定位取穴。

针刺方法：针尖沿皮下骨膜外向前平刺 4 cm（2 寸）左右，一只手向前进针，另一只手可摸着针尖不要露出体外。

针刺手法：采用滞针手法，待针体达到一定深度时，采用顺时针捻转 6 圈，然后再按逆时针捻转 6 ～ 10 圈后即可将针退出。

针感：以局部强化性针感出现麻胀紧沉为主（30 分钟左右自动解除）。

功能：升阳固托，益气固本，助阳止泻，补肾健脾，调节内脏，抗衰老，增加机体免疫机能。

主治：以脱肛、子宫脱垂、胃下垂等中气下陷性疾病为主。临床还用于治疗阳痿、早泄、遗精、遗尿、前列腺炎、前列腺肥大、急性肠炎、慢性肠炎、低血压、宫颈炎、阴道炎、过敏性哮喘、慢性支气管炎、体质过敏和偏瘫等。

2）腰痛穴（图 1–2）

定位：位于前额正中。将前额人为地划一个“十”字，中间“十”交叉点即为此穴。

取穴原则：定位取穴。

针刺特点：其刺以滑车上神经或左右刺以眶上神经出现针感。

针刺手法：采用三步到位直刺法。达到要求针感时，即可出针。单侧腰痛为平刺手法，不提插。

针感：以局限性，强化性针感出现的酸麻胀为主。

功能：活血化瘀，调节神经，止痛消炎。

主治：腰部软组织损伤、腰椎间盘脱出、强直性脊柱炎、急性腰扭伤、腰肌劳损、坐骨神经痛，不明原因的各种腰痛。

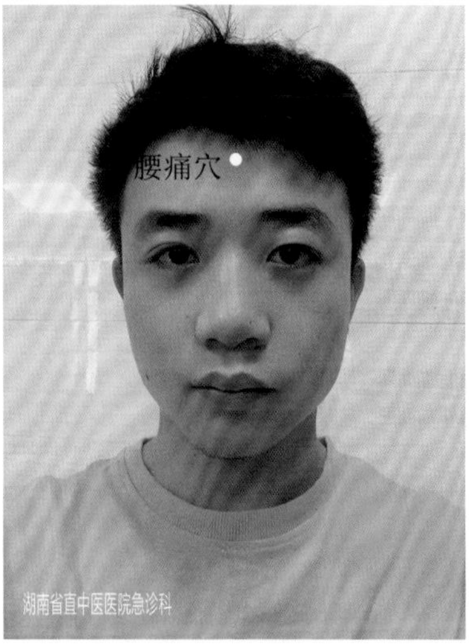

图 1–2　腰痛穴

3）急救穴（图 1–3）

定位：位于鼻唇沟与鼻中隔连线的中点。

取穴原则：定位取穴。

针刺特点：以针刺眶下神经分支或面神经颊支出现的针感为宜。

功能：醒脑开窍，回阳救逆，抗休克，疗昏迷，调节神经，消炎止痛。

主治：休克、昏迷、晕厥、晕车、晕船、晕机，临床还可用于治疗中暑、小儿急惊风、癔症、

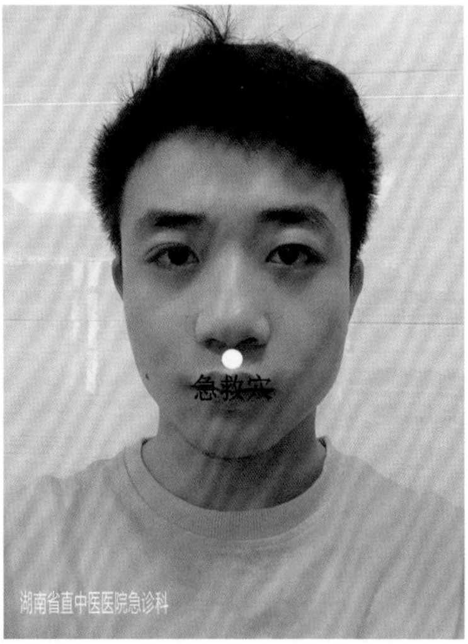

图 1–3　急救穴

癫痫、精神分裂症、急性腰扭伤、痔疮、低血压、高血压、冠心病和心绞痛。

4）偏瘫穴（图 1–4）

定位：耳尖上 3 厘米。

取穴原则：交叉取穴。

针刺特点：针刺耳颞神经分支或枕大神经吻合支。

针刺手法：滞针或到位针刺手法。

① 滞针手法：待针体刺入要求深度时，按顺时针方向捻转发生滞针，然后再按逆时针方向捻转退回针体，此种针感一般 30 分钟左右自行解除。

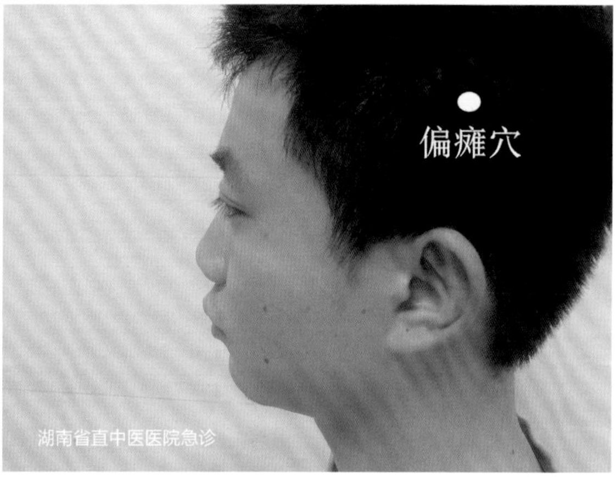

图 1–4 偏瘫穴

② 到位针刺手法：对惧针、不愿留针的患者采用的针刺手法。

针感：以强化性针感出现的酸麻胀为主。

功能：益气壮骨，化痰祛风，醒脑开窍，调节内脏，调节神经，调节平衡，扩张血管，解除痉挛，消炎止痛，降压降脂。

主治：脑血管意外引起的中风昏迷、卒中后遗症——偏瘫、偏头痛、面神经麻痹、面瘫后遗症、面肌痉挛、三叉神经痛。

5）胃痛穴（图 1–5）

定位：位于口角下一寸或下颌正中点旁开 3 厘米（1.5 寸）。

取穴原则：男左女右取穴。

针刺特点：以针刺三叉神经第三支产生的针感为宜。

针刺手法：滞针手法。

针感：以局限性针感出现的酸麻胀为主。

功能：健脾养胃，调节胃肠，平衡心理，活血

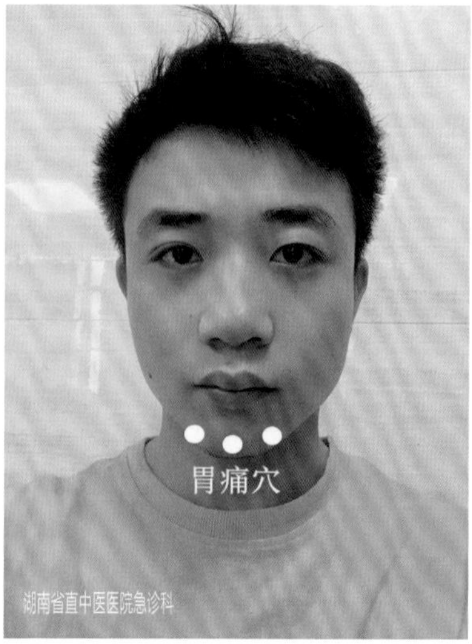

图 1–5 胃痛穴

化瘀，疏肝理气，消炎止痛，健胃消食，促进溃疡愈合。

主治：急性胃炎、慢性胃炎、消化道溃疡、急性胃痉挛、膈肌痉挛。临床还可用于治疗晕车、晕船、晕机、小儿消化不良、原发性痛经、糖尿病，还可作为保健穴。

6）鼻炎穴（图 1–6）

定位：位于颧骨下缘的中点。

取穴原则：交叉取穴。

针刺特点：以针刺面神经颧支或下颌神经耳颞神经支出现的针感为宜。

针刺手法：无痛快速进针手法。待针体达到要求深度时，不提插不捻转自行将针退出。

针感：以局限性针感出现的酸麻胀为主。

功能：退热，止痛，消炎，调节神经，抗过敏。

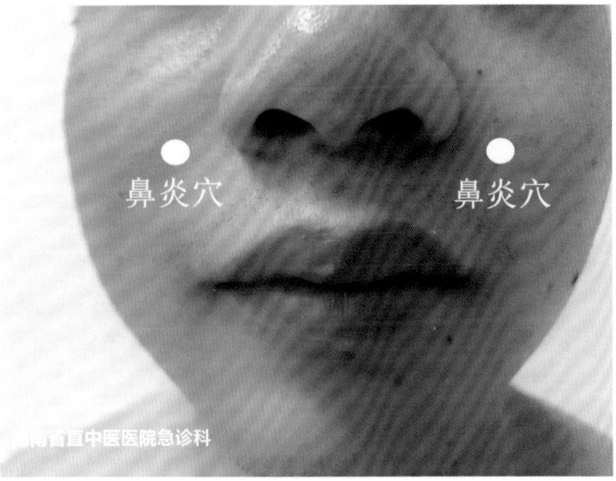

图 1- 6　鼻炎穴

主治：鼻炎、过敏性鼻炎、三叉神经痛、面神经麻痹、面瘫后遗症、面肌痉挛、下颌关节炎、上呼吸道感染。

7）牙痛穴（失语穴）（图 1–7）

定位：位于耳垂前正中处（耳前下颌骨外缘凹陷处）。

取穴原则：交叉取穴。

针刺特点：以针刺面神经下颌颧支出现的针感为宜。

针刺手法：采用上下提插手法。待针体刺入后，患者疼痛没有缓解，可上下提插 3 次。

针感：以局限性针感出现的酸麻胀为主。

功能：通牙关，开窍祛风，止

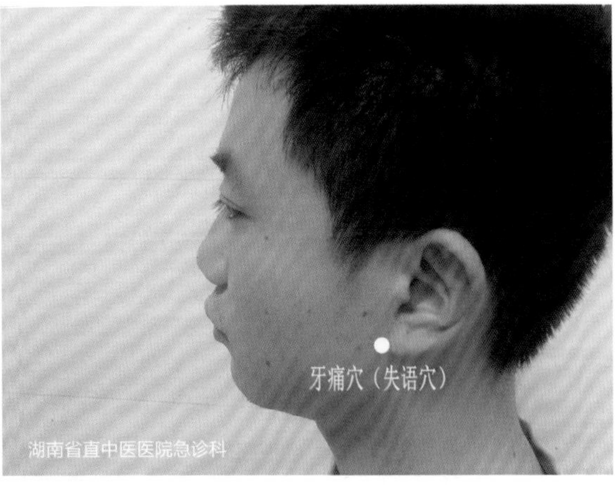

图 1–7　牙痛穴（失语穴）

痛，抑菌消炎。

主治：由龋齿、牙外伤、牙齿过敏、急性牙髓炎、慢性牙髓炎等引起各种牙痛。还用于治疗面神经麻痹、面瘫后遗症、面肌痉挛、流行性腮腺炎、下颌关节炎、三叉神经痛、中风性失语流涎。

8）明目穴（图 1–8）

定位：位于耳垂后耳根部，左下颌角与乳突中间凹陷处。

取穴原则：交叉取穴。

针刺特点：以针刺耳大神经或面神经干出现的针感为宜。

针刺手法：采用一步到位针刺手法。

针感：通窍明目，消炎止痛，调节视神经。

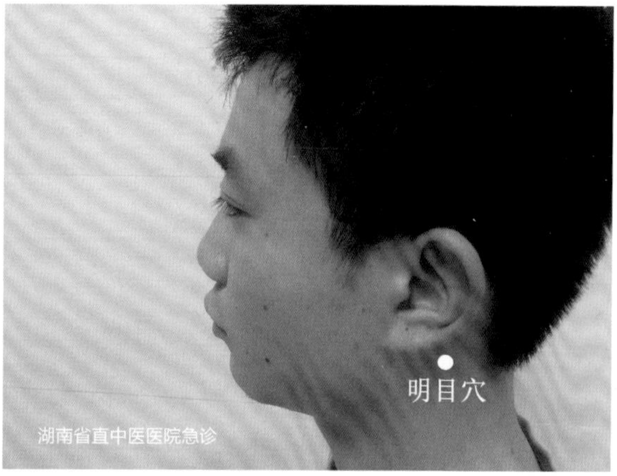

图 1–8　明目穴

主治：近视、白内障、青光眼、花眼、沙眼、电光性眼炎、急性结膜炎、急性角膜炎、面神经麻痹、面瘫后遗症、面肌痉挛、流行性腮腺炎、下颌关节炎、三叉神经痛、神经性耳鸣、耳聋。

9）醒脑穴（图 1–9）

定位：位于胸锁乳突肌与斜方肌上端之间的凹陷处。即项后枕骨后两侧，传统腧穴翳风与风府之间 1 / 2 处。

取穴原则：双侧同时取穴，左右交替取穴。

针刺特点：运用手指作用于枕大神经或枕小神经后引起的指感为宜。

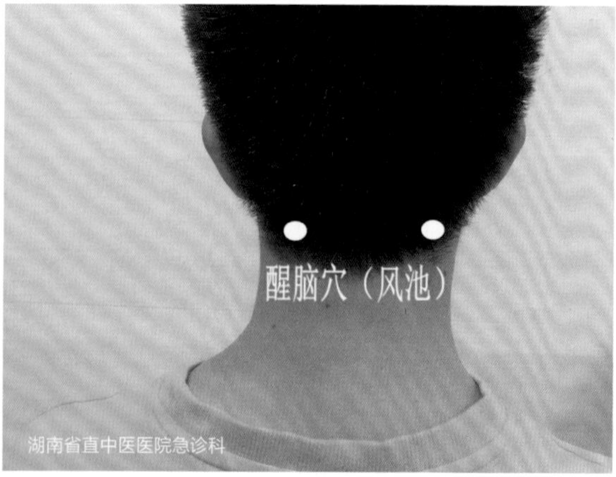

图 1–9　醒脑穴

指针方法：采用拇指指腹与食指指腹作用于患者相应的穴位上利用瞬间点压，点压力度根据不同年龄、性别、体质决定。

手法：一般分为轻、中、重三种，轻度手法以局部微痛为主，中度手法以局部能忍受为主，重度手法以局部瞬间钝痛为主。

指感：局部酸胀痛为主。重力点压即可出现瞬间的晕厥。

功能：调节心理，调节神经，调节内脏，醒脑明目，镇静安神，抗衰老，保健。

主治：神经系统、呼吸系统、消化系统、循环系统等引起的脏腑功能紊乱、更年期综合征、旅游综合征、颈肩综合征、高血压症、低血压、神经衰弱、糖尿病、白血病、慢性肝炎、慢性肾炎、慢性支气管炎等慢性疾病。

2. 上肢部常用平衡穴位

1）臀痛穴（图 1–10）

定位：位于肩关节腋外线的中点，即肩峰至腋皱襞连线的 1/2 处。

取穴原则：以针刺桡神经或上臂外侧皮神经出现的针感为宜。3 寸毫针针尖向腋窝中心方向呈 45° 角斜刺 4 ~ 5cm。

针刺手法：①上下提插手法。②针感达不到要求可采用滞针手法。

针感：以局限性针感出现的酸麻胀为主或向肘关节、腕关节放射。

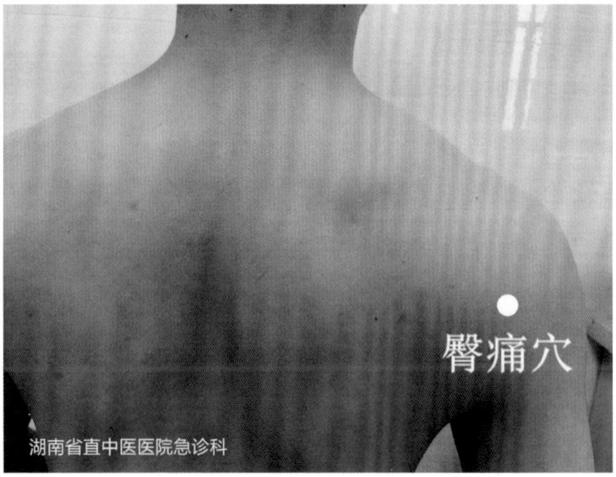

图 1–10　臀痛穴

功能：活血化瘀，理气散结，消炎止痛，调节神经。

主治：臀部软组织损伤、腰椎疾患引起的坐骨神经痛、梨状肌损伤综合征、原发性坐骨神经痛、腰椎间盘突出、急性腰扭伤、腰肌劳损。临床还可用于治疗同侧网球肘、对侧颈肩综合征、偏瘫。

2）膝痛穴（图 1–11）

定位：手心向下，上臂伸直于肩关节与腕关节连线的中点。

针刺特点：以针刺前臂背侧皮神经或桡神经干出现的针感为宜。

针刺手法：上下提插或一步到位针刺手法。

针刺方向：直刺，进针 1.5 ~ 2 寸。

针感：以局部性针感出现的局部酸、麻、胀为主。

功能：退热抗过敏、消炎止痛、增加机体免疫机能。

主治：膝关节软组织损伤、骨性膝关节炎、髌骨软化症、风湿性关节炎等。

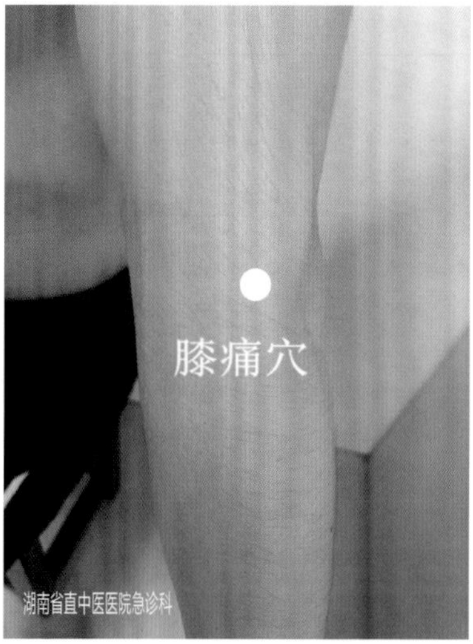

图 1–11　膝痛穴

3）痔疮穴（图 1–12）

定位：位于前臂伸侧面，尺、桡骨之间，前臂背侧腕关节至肘关节连线的上 1/3 处。

取穴原则：男左女右，左右交叉。

针刺特点：以针刺前臂骨间背侧皮神经或前臂背侧皮神经出现的针感为宜。

针刺手法：采用上下提插法，待出现相应针感为宜。

针感：以局限性针感出现的酸麻胀为主。

功能：解毒泻火，退热通便，消炎止痛。

主治：内痔、外痔、肛裂、便秘。临床还可用来治疗嗜睡、中风失语、急性腰扭伤、肋间神经痛、胸部软组织损伤、爆震性耳聋。

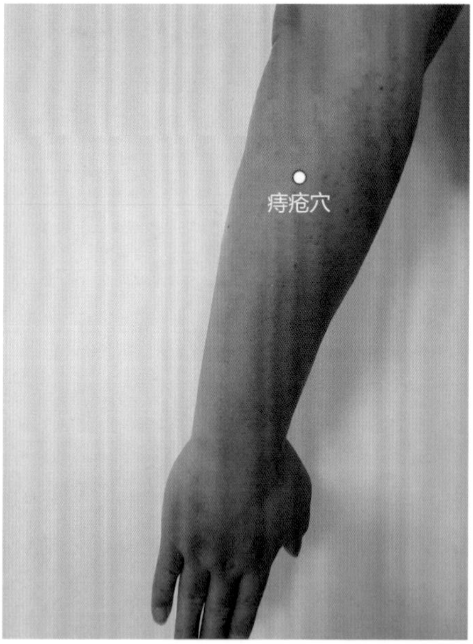

图 1–12　痔疮穴

4）胸痛穴（图 1–13）

定位：位于前臂背侧，尺桡骨之间，腕关节与肘关节连线的下 1/3 处。

取穴原则：交叉取穴。

针刺特点：以针刺前臂背侧皮神经或骨间背侧神经出现的针感为宜。

手法：采用上下提插法。对重患者可滞针。

功能：扩张冠状动脉，消炎止痛，调节神经，调节内脏，调节心神，血糖，血脂，血压，调节内分泌。

主治：胸部软组织损伤、肋间神经痛、非化脓性肋间软组织炎、胸膜炎、心绞痛、冠状动脉供血不足、心律不齐。临床还可用于治疗急性腰扭伤、肾病综合征、经前期紧张综合征、带状疱疹、急性胃炎、急性疱疹后遗症（即疱疹性神经痛）、慢性胃炎、膈肌痉挛。

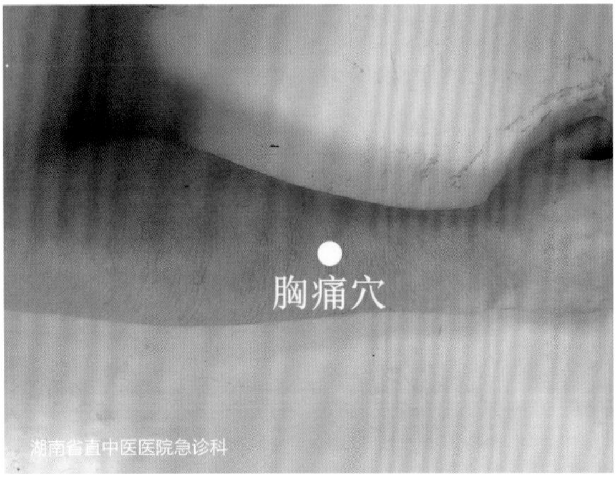

图 1-13　胸痛穴

5）肺病穴（图 1-14）

定位：位于前臂掌侧，腕关节至肘关节上 1/3 处，掌长肌腱与桡侧腕屈肌腱之间。

取穴原则：男左女右，双侧同时取穴。

针刺特点：以针刺正中神经后出现的针感为宜。

针刺手法：采用上下提插法，待出现相应的针感为宜。

针感：以局限性针感出现的酸麻胀为主。

功能：理气润肺，止咳，退热，消炎，止血，抗过敏。

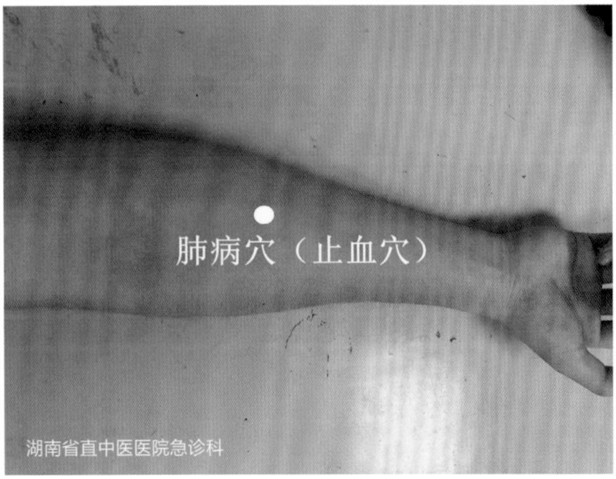

图 1-14　肺病穴

主治：支气管炎、支气管肺炎、咯血、鼻衄、痔疮便血，还可用于末梢神经炎、指痉挛、过敏性哮喘、过敏性鼻炎、上呼吸道感染。

6）降糖穴（图 1-15）

定位：位于前臂掌侧，腕关节至肘关节的下 1/3 处。

取穴原则：左右交替。

针刺特点：以针刺正中神经，前臂内侧皮神经，或前臂掌侧骨间神经后出现的针感为宜。

手法：上下提插。对于久病体虚重症可滞针。

功能：益气提神，健脾和胃，疏肝理气，降糖，降脂，降压，降酶，消炎，镇痛，镇静。扩张冠状动脉，增强机体免疫力。

主治：糖尿病、高血压、高血脂。临床还可用于治疗冠心病、心绞痛、肋间神经痛、非化脓性肋间软骨炎、急性肝炎、慢性肝炎、肝硬化、胃炎、胃痛、胃癌、胃溃疡、膈肌痉挛、神经衰弱、低血压、失眠等。

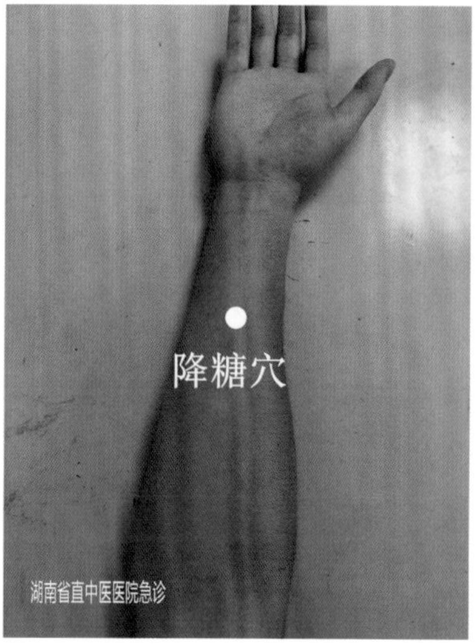

图 1–15　降糖穴

7）踝痛穴（图 1–16）

定位：位于前臂掌侧，腕横纹正中，即桡侧腕屈肌腱与掌长肌腱之间。

取穴原则：交叉取穴。失眠男左女右，顽固性失眠左右交替取穴或双侧同时取穴。

针刺特点：以针刺正中神经产生的针感为宜。

手法：上下提插法。

针感：以放射性针感出现的中指或食指麻木感为主。

功能：镇静安神，消炎止痛，调节内脏，调节心律。

主治：踝关节软组织损伤、踝关节扭伤、跟骨骨刺、足跟痛。临床还可用于治疗心律不齐、心动过速、心动过缓、顽固性失眠，治疗腕管综合征。

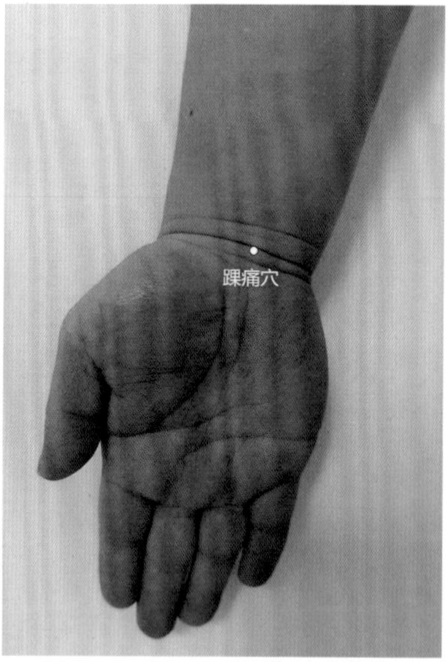

图 1–16　踝痛穴

8）咽痛穴（图 1–17）

定位：位于第二掌骨桡侧缘的中点。

取穴原则：交叉取穴。慢性咽炎左右交替取穴，轻者男左女右取穴。

特点：以针刺指掌侧固有神经或桡神经浅支的手背支产生的针感为宜。

针感：以局限性针感出现的酸麻胀痛为主，或向食指、中指放射。

功能：消炎退热，镇静止痛，增强机体免疫力。

主治：急慢性咽炎、急慢性喉炎、急慢性扁桃体炎。临床还可用于治疗三叉神经痛、单纯性甲状腺肿大、滞产、急性乳腺炎、产后缺乳、上呼吸道感染、牙痛、面神经麻痹。

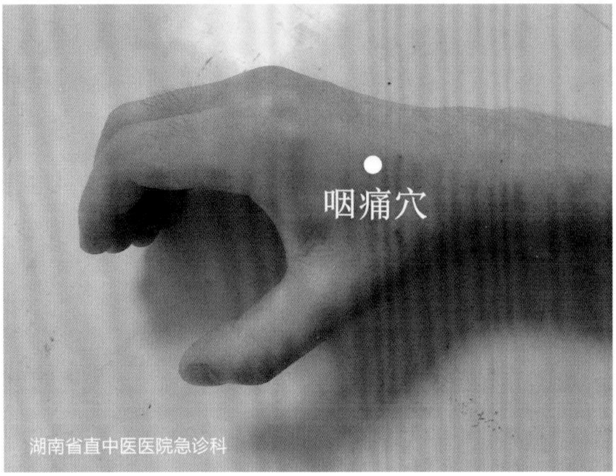

图 1-17　咽痛穴

9）颈痛穴（图 1-18）

定位：位于手背部，握拳第四掌骨与第五掌骨之间，即指掌关节前凹陷中。

取穴原则：交叉取穴。

特点：以针刺指背神经或掌侧固有神经出现的针感为宜。

手法：上下提插法。

针感：以局部出现酸麻胀感为宜。

功能：舒筋活血，清咽利喉，消炎止痛退热，调节神经。

主治：颈部软组织损伤、落枕、颈肩综合征、颈肩肌腱炎、颈性头痛、颈性眩晕，临床还可以治疗肋间神经痛、眶上神经痛、三叉神经痛、坐骨神经痛、肩周炎、足底痛。

10）感冒穴（图 1-19）

定位：半握拳，于中指与无名指指掌关节之间凹陷处。

取穴原则：男左女右取穴或同时取穴或交替取穴。

针刺特点：以针刺尺桡神经手背支出现的针感为宜。

手法：上下提插，待针体进入到要求的深度后，将针体退到进针处，向左向右各提插一

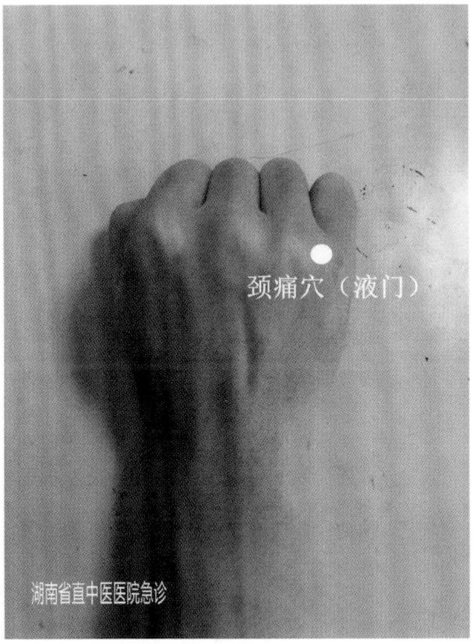

图 1-18　颈痛穴

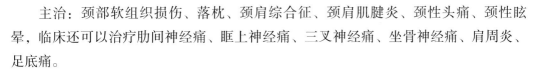

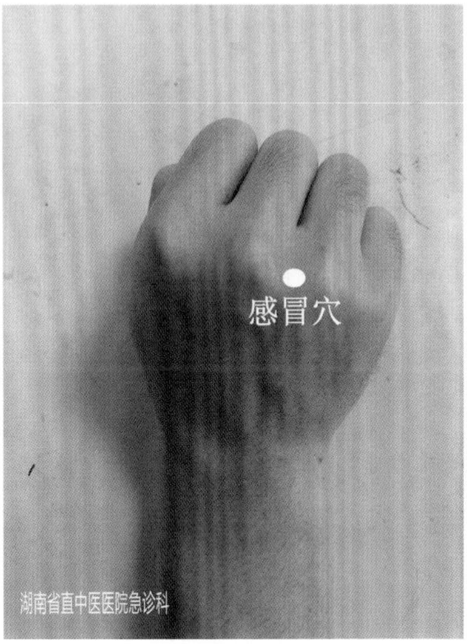

图 1-19　感冒穴

次，即可出。针可采用滞针手法。

针感：以局限性针感强化性出现的局部酸麻胀为主。

功能：退热，消炎，抑菌，抗过敏，解热散寒，清咽止痛。

主治：感冒、流行性感冒、鼻炎、头痛、上呼吸道感染、腰肌劳损、坐骨神经痛。

11）指麻穴（图 1-20）

定位：位于手部，半握拳第五掌骨中点处。

取穴原则：同侧取穴。

特点：以针刺尺神经手背支出现的针感为宜。

手法：直刺手法或滞针手法。

针感：以局部出现的酸麻为宜。

功能：醒脑开窍，调节神经，止痛消炎止麻。

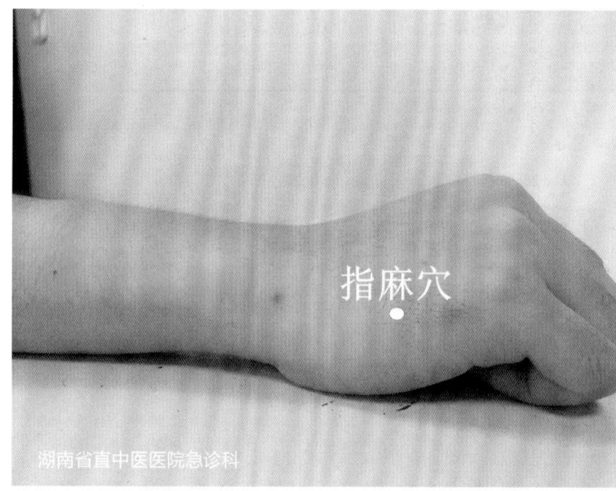

图 1-20　指麻穴

主治：末梢神经炎引起的手指麻木，还可用来治疗中毒昏迷休克、糖尿病、神经衰弱、精神分裂症、落枕、急性腰扭伤。

3. **胸腹部常用平衡穴位**

1）痛经穴（图 1-21）

定位：在胸骨柄正中线 1/2 处，相当于第四肋间隙。

取穴原则：定位取穴。

针刺特点：以针刺第四肋间静脉前皮支的内侧支出现的针感为宜。

针刺方法：一步到位针刺法，待针体进入一定要求深度后即可出针，不提插，不捻转。

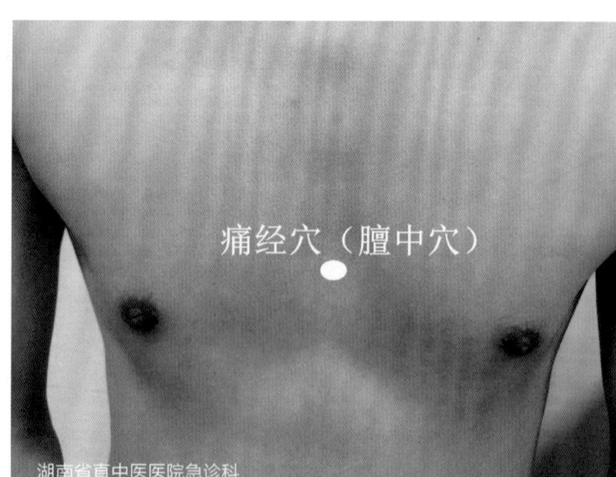

图 1-21　痛经穴

针感：以局部酸麻胀为主并向腹部和下腹部放射。

功能：止痛退热，抑菌消炎，温中散寒，活血化瘀。

主治：原发痛经、继发痛经、经前期紧张综合征。临床还可用于盆腔炎、阴道炎、附件炎、非特异性结肠炎、泌尿系感染。

2）面瘫穴（图 1–22）

定位：位于肩部，锁骨外 1/3 处斜向上 2 寸。

取穴原则：面瘫、乳突炎交叉取穴，胆囊炎同侧取穴。

针刺特点：以针刺锁骨上间神经出现的针感为宜。

针刺手法：上下提插手法，可滞针。

针感：放射性针感向颈面部放射，或局部酸麻胀。

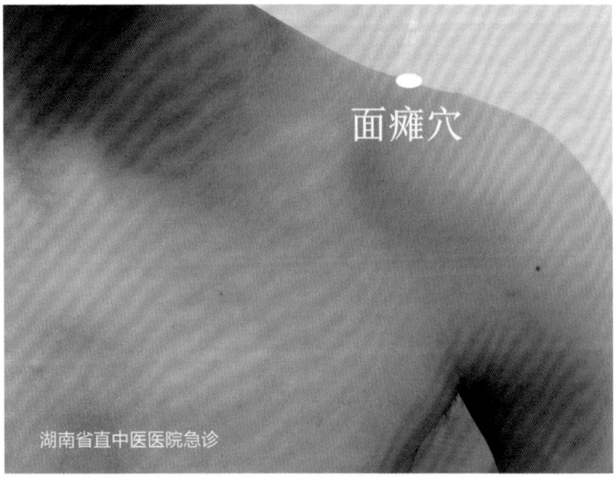

图 1–22　面瘫穴

功能：祛风通络，活血化瘀，调节神经，促进神经修复，消炎止痛。

主治：面神经麻痹、面瘫后遗症、面肌痉挛，还可用于治疗乳突炎、流行性腮腺炎、胆囊炎。

3）神衰穴（图 1–23）

定位：位于脐窝正中。

取穴原则：定位取穴。

指针特点：以指腹点压第十肋间神经前皮支的内侧支，腹腔小肠管后产生的指感为宜。

指针方法：①采取双手并拢，掌心相对，利用中指、食指、无名指瞬间点压神衰穴。②用掌心贴于此穴，另一掌心压于手背上，随腹式呼吸有节律的按压 49 次。

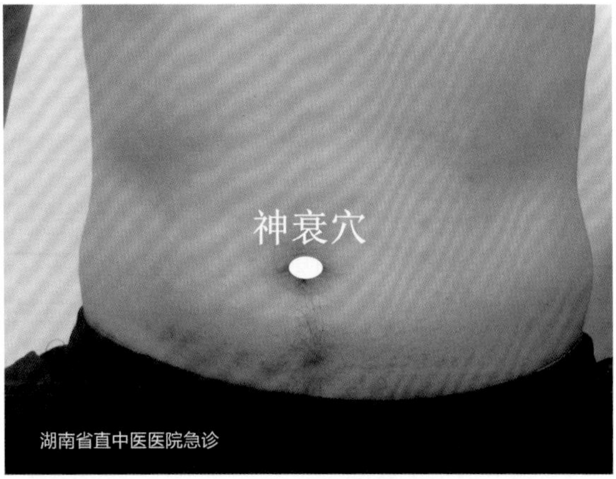

图 1–23　神衰穴

指感：以局部酸胀痛感并向整个腹部及会阴部放射。

功能：健胃消食、益气健脾，调节神经，促进机体代谢，增强机体免疫力。

主治：神经衰弱、自主神经功能紊乱，临床还可用来治疗更年期综合征、糖尿病、慢性肝炎、肝硬化、慢性支气管炎、过敏、晕车、晕船、晕机。

4. 脊背部常用平衡穴位

1）痤疮穴（图 1–24）

定位：位于第七颈椎棘与第一胸椎棘突之间。

取穴原则：定位取穴。

特点：以针刺局部肌肉、血管、末梢神经为主。

方法：点刺放血疗法。局部常规消毒，采用三棱针快速点刺，挤出 3 至 5 滴血后，消毒棉球压迫即可。

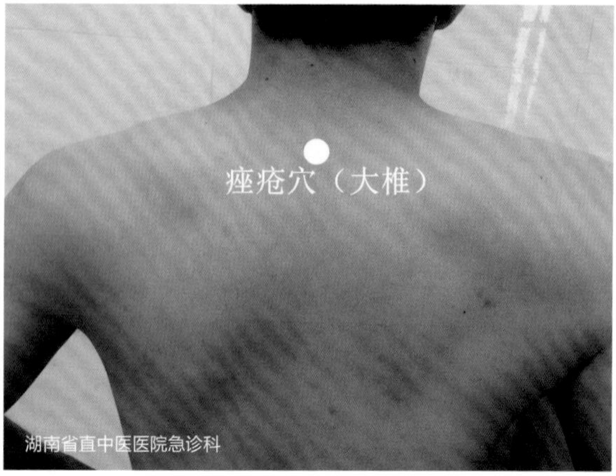

图 1–24　痤疮穴

手法：①中心点刺法，即在相对的中心点进行快速针刺或用拇指、食指将该部肌肉捏起，再点刺放血。②一线三点点刺法，即在中心点两侧 1 厘米处各点刺一针。③二线五点点刺法，即在中心点左右、上下 1 cm 处各点刺一针。

针感：局部针感。

功能：调和阴阳，解毒清热，消炎抑菌，增加机体免疫力和机体代谢机能。

主治：痤疮、脂溢性皮炎、面部疖肿、面部色素沉着、毛囊炎、湿疹、荨麻疹、急性结膜炎、口腔炎、副鼻窦炎、扁桃体炎、急性淋巴结炎、上呼吸道感染。

2）疲劳穴（图 1–25）

定位：位于肩膀正中，相当于大椎至肩峰连线的中点。

治疗原则：双侧同时取穴。

特点：指针疗法，以指腹按压局部分布的锁骨上神经、副神经、肩胛

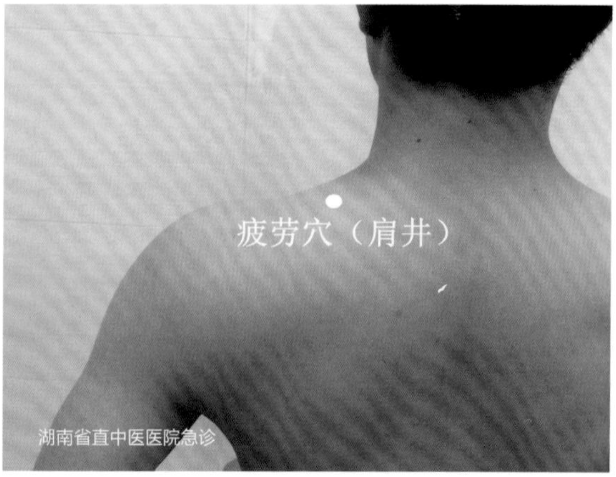

图 1–25　疲劳穴

上神经出现的针感为宜。

指针方法：用拇指指腹根据不同病情、年龄、性别、体质而选择轻、中、重手法。

指感：局部酸胀沉。

功能：调节神经、调节内脏、旅游综合征、老年前期综合征、更年期综合征、腰背部综合征、神经衰弱、自主神经紊乱。

3）乳腺穴（图 1–26）

定位：位于肩胛骨中心处，肩胛内上缘与肩胛下角连线的上 1/3 处。

取穴原则：对应取穴。

特点：以针刺肩胛上神经后出现的针感为宜。

主治：急性乳腺炎、乳腺增生、产后缺乳、乳房胀痛，临床还可用于治疗胸部软组织损伤。

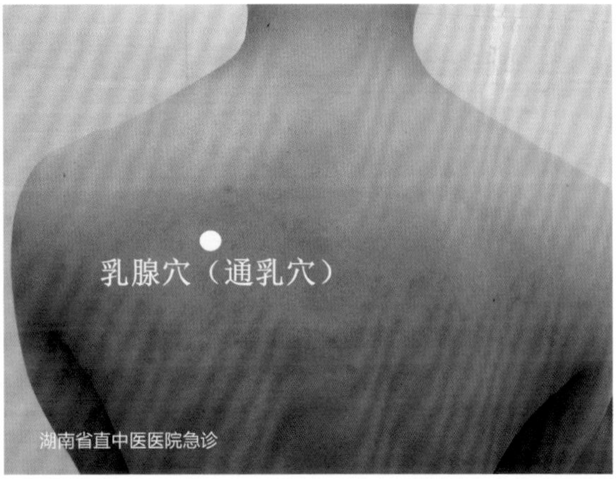

图 1–26　乳腺穴

5. 下肢部常用平衡穴位

1）肩背穴（图 1–27）

定位：位于尾骨旁开 4 ~ 5（2 寸）厘米处。

取穴原则：交叉取穴。

特点：以针刺坐骨神经干后出现的针感为宜。

针感：以放射性针感出现麻胀为宜。

手法：上下提插手法，待出现相应的针感后即可出针。

功能：消炎止痛，调节神经，祛风湿，疏通经络，醒脑开窍，镇静安神。

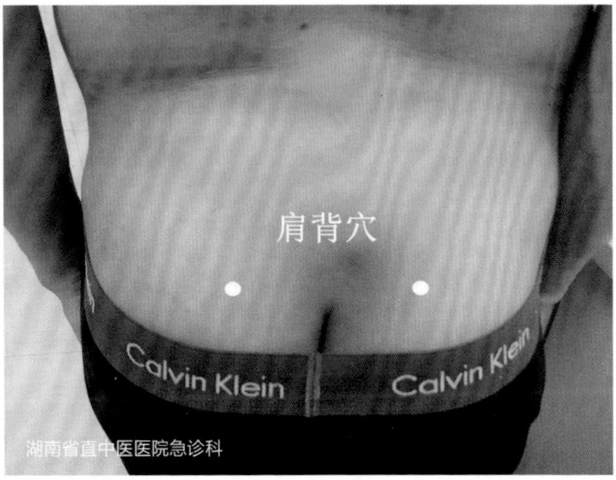

图 1–27　肩背穴

主治：颈肩综合征、颈肩肌筋膜炎、肩关节周围炎、精神分裂症、癫痫、癔症性昏厥、偏瘫、梨状肌损伤、坐骨神经痛、腓肠肌痉挛。

2）耳聋穴（图 1–28）

定位：位于股外侧，髋关节与膝关节连线的中点。

取穴原则：交叉取穴。

特点：以针刺股外侧皮神经、股神经肌支后出现的针感为宜。

手法：①一线三点针刺法，即中间一针达到针刺要求一定深度，将针尖退到进针部位，再向上下的顺序提插三次。②对外耳道的化脓性炎症可配合滞针疗法。

功能：调节内耳平衡，聪耳开窍，强腰膝，理气血。

主治：神经性耳聋、暴震性耳聋、美尼尔综合征、神经性耳鸣、股外侧皮肌炎、急性荨麻疹、丹毒。

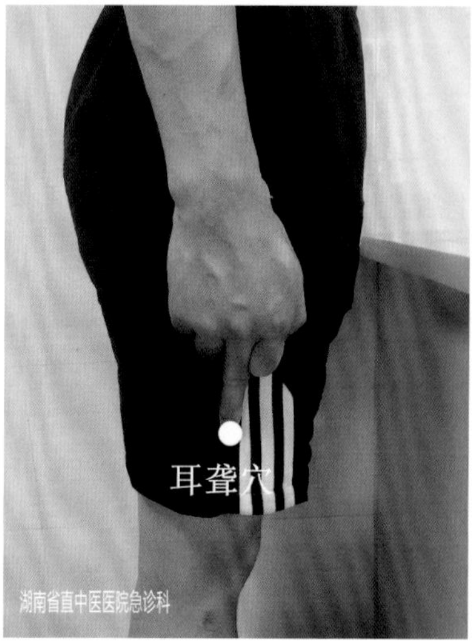

图 1–28　耳聋穴

3）过敏穴（图 1–29）

定位：股骨内侧 1/2 处。

取穴原则：双侧同时取穴。

针感：局限性针感或强化性针感。

手法：两步到位针刺法。。

功能：定喘，止痒，抗过敏，增加机体抵抗力。

主治：支气管哮喘、急性荨麻疹、风疹、湿疹、皮肤瘙痒、牛皮癣、神经性皮炎、月经不调、痛经、闭经、功能性子宫出血、泌尿系感染、慢性肾炎。

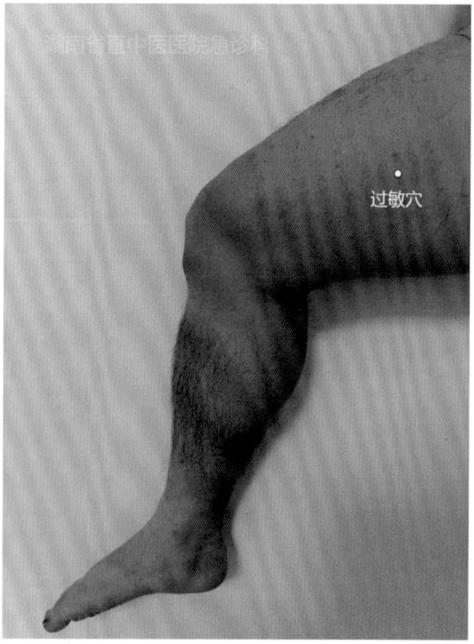

图 1–29　过敏穴

4）肘痛穴（图 1–30）

定位：位于髌骨与髌韧带两侧的凹陷中。

取穴原则：交叉取穴。

针刺特点：以针刺股神经前皮支及肌支后出现的针感为宜。

针感：局部针感。

针刺方法：一步到位针刺手法，不提插，待针体进入到一定要求深度即可出针。

功能：消炎止痛，活血化瘀，通经活络，理气止痛。

主治：肘关节软组织损伤、肱骨外上髁炎、肱骨内上髁炎、不明原因的肘关节疼痛、偏瘫、荨麻疹、踝关节扭伤。

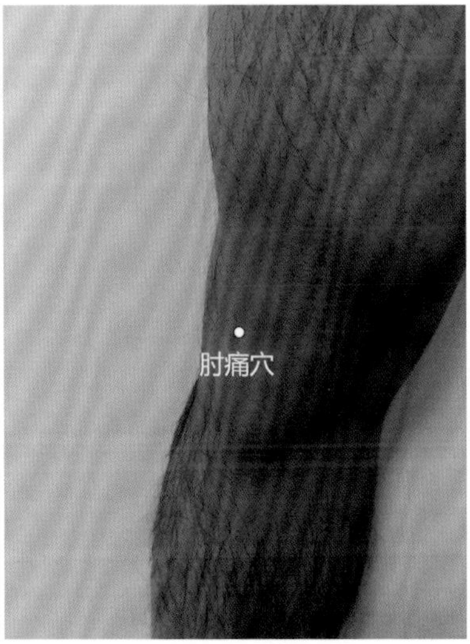

图 1–30 肘痛穴

5）腹痛穴（图 1–31）

定位：此穴位于腓骨小头前下方凹陷中。

取穴原则：病变定位时采用交叉取穴。病变非定位时，采取男左女右取穴。病情危重时，采取双侧同时取穴。

针刺特点：以针刺腓总神经，或腓深神经、腓浅神经后出现的针感为宜。

手法：上下提插，可捻转滞针。

功能：消炎止痛，调节内脏，增加胃肠蠕动，消炎利胆，调节血压，调节血糖，调节血脂，健脾和胃，扶正培元，抗衰老，增加机体免疫力，理气降逆，通经活络。

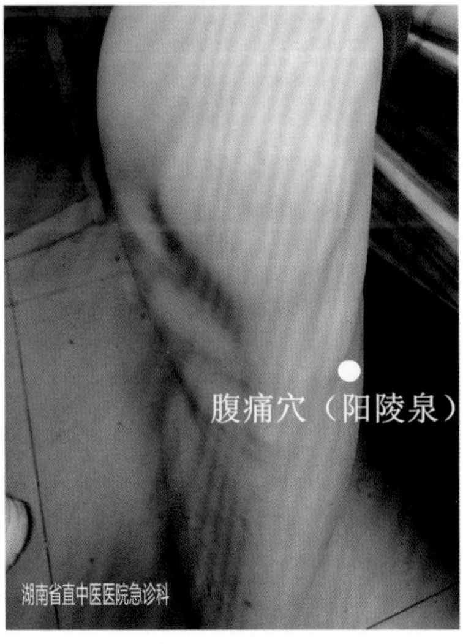

图 1–31 腹痛穴

主治：急性胃炎、急性肠炎、急性阑尾炎、急性胃痉挛、急性胰腺炎、急性胆囊炎、急性肠梗阻。临床还可用于治疗冠状动脉供血不足、冠心病、心绞痛、肋间神经痛、急性肝炎、慢性肝炎、肝硬化、糖尿病、白细胞减少症、高血压、低血压、高脂血症、过敏性哮喘、急性荨麻疹、前列腺炎以及健康人保健。

6）肩痛穴（图 1–32）

定位：位于腓骨小头与外踝连线的上 1/3 处。

取穴原则：交叉取穴。

针刺特点：以针刺腓浅神经或腓深神经出现的针感为宜。

针感：以触电似针感向足背、足趾和踝关节传导出现的麻胀感为宜。

手法:（滞针）上下提插针刺手法。

功能：消炎止痛，降压，醒脑，扩张血管，调节内脏，调节胃肠、内分泌。

主治：肩关节软组织损伤、肩周炎、根型颈椎病、颈间肌筋膜炎、落枕、偏头痛、高血压、胆囊炎、胆石症、胆道蛔虫症、带状疱疹、肋间神经痛、急性腰扭伤、癔症性昏厥、上肢瘫痪、中暑、休克、昏迷、癫痫、精神分裂症。

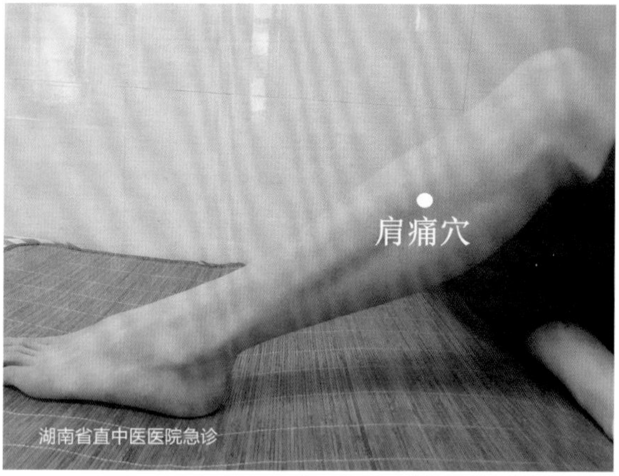

图 1–32　肩痛穴

7）癫痫穴（图 1–33）

定位：位于胫骨与腓骨之间，及髌骨下沿至踝关节连线的中点。

取穴原则：交替取穴。

针刺特点：以针刺腓深神经后出现的针感为宜。

针感：局部针感或放射性针感为宜。

手法：上下提插。

功能：醒脑开窍，调节神经与精神系统，舒筋活血，理气和中。

主治：癫痫、癔症性昏厥、精神分裂症、神经衰弱、急性胃炎、消化道溃疡、痛经、肩周炎、晕车、晕船、晕机。

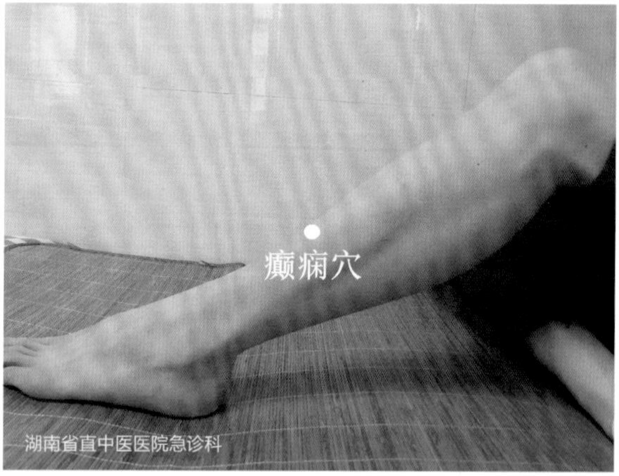

图 1–33　癫痫穴

8）精裂穴（图 1–34）

定位：位于委中穴与足跟连线的中点，腓肠肌腹下正中之凹陷的顶端。

取穴原则：交替或同时取穴。

针刺特点：以针刺胫神经后出现的针感为宜。

针感：以放射性针感出现，向踝关节传导。

手法：上下提插，可滞针。

功能：醒脑开窍，调节神经，止痛消炎，抗休克，降血压，舒筋活络，活血化瘀，清热解毒。

主治：精神分裂症、癔症、癫痫、休克、昏迷、中暑、急性腰扭伤、腰肌劳损、腓肠肌痉挛、踝关节软组织损伤、痔疮、偏瘫。

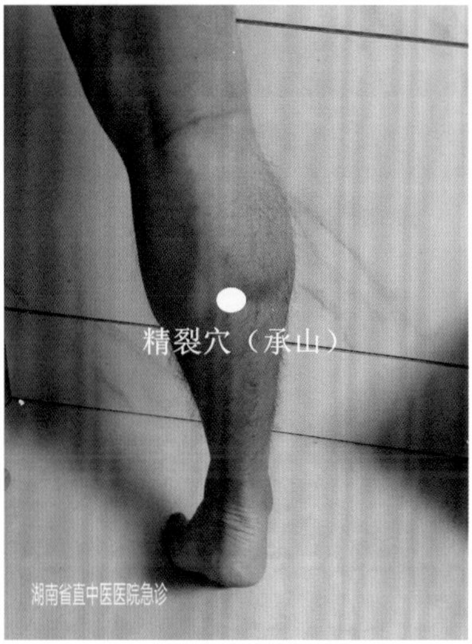

图 1–34　精裂穴

9）肾病穴（图 1–35）

定位：位于外踝高点之上 8 厘米，腓骨内侧前缘，即腓骨小头至外踝连线的下 1/3 处。

取穴原则：交替取穴。

特点：以针刺腓总神经后出现的针感为宜。

针感：以放射性针感出现在足背部。

功能：镇静安神，调节神经，内脏，内分泌，消炎退热，补肾壮阳，益气健脾。

主治：急慢性肾炎、肾盂肾炎、膀胱炎、尿道炎、睾丸炎、阳痿、早泄、遗尿、疝气、血栓闭塞性脉管炎、糖尿病、荨麻疹、顽固性失眠。

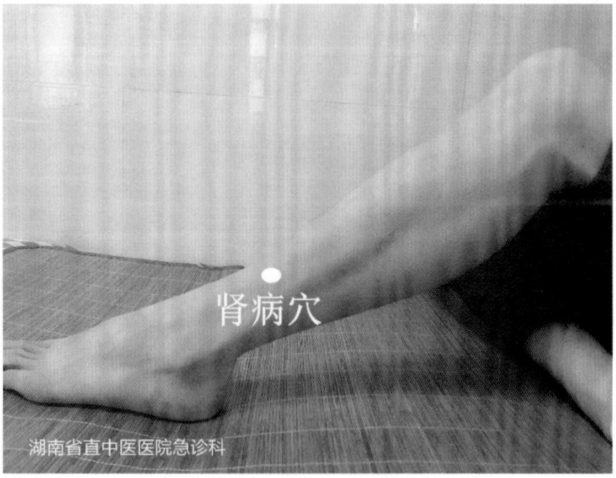

图 1–35　肾病穴

10）腕痛穴（图 1–36）

定位：位于足背踝关节横纹的中央，旁开 1 寸处。

取穴原则：交叉取穴

特点：以针刺腓浅神经和腓深神经出现的针感为宜。

针感：局限性针感或向足背足趾放射。

手法：滞针手法。

功能：消炎退热、镇静镇痛、调节神经、疏通经络、清肝明目，滋肾壮阳。

主治：腕关节软组织损伤、腕关节扭伤、腕关节腱鞘炎。临床还用于治疗近视、老花眼、沙眼、白内障、青光眼、急性结膜炎、电光性眼炎、眼睑下垂、眼肌瘫痪、眼肌痉挛。

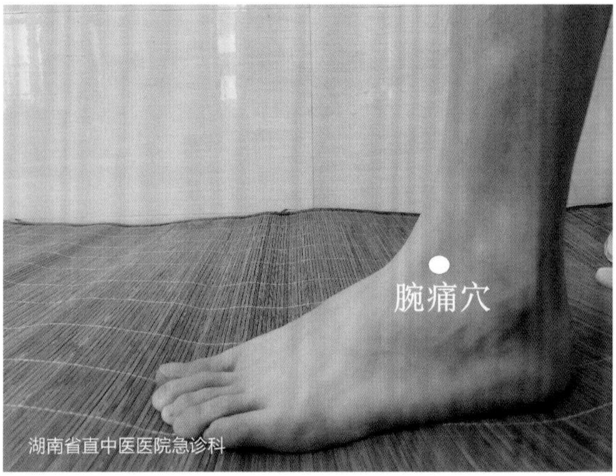

图 1-36　腕痛穴

11）头痛穴（图 1-37）

定位：此穴位于足背第一、第二趾骨结合之前凹陷中（太冲与行间之间）。

原则：交叉取穴。发病时间短采用男左女右取穴。发病时间长采用左右交替取穴。

特点：以针刺趾背神经后出现的针感为宜。

手法：上下提插，可滞针。

针感：以局限性针感出现的酸麻胀为主。

功能：消炎止痛解痉，降压，缓解胆道括约肌痉挛，活血化瘀，疏肝理气，健脾和胃，醒脑开窍。

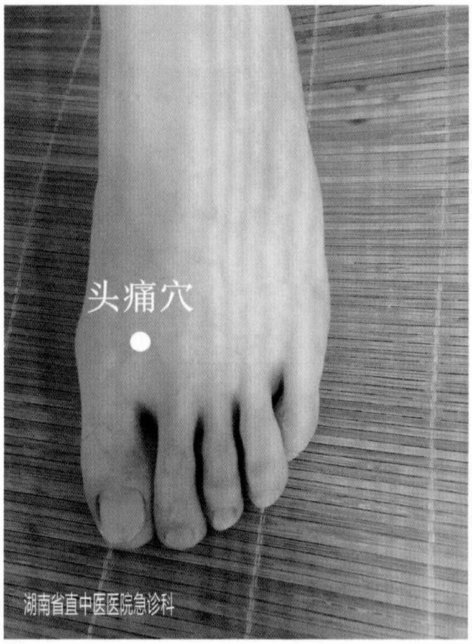

图 1-37　头痛穴

主治：偏头痛、神经性头痛、血管性头痛、颈性头痛、高血压性头痛、低血压性头痛、副鼻窦炎头痛、外感头痛。临床还可用于治疗近视、青光眼、手指震颤、血小板减少、急性肝炎、神经衰弱、胆囊炎。

12）降压穴（图 1-38）

定位：位于内踝中点下 4 cm（2 寸）。

原则：左右交叉取穴或双侧同时取穴。

特点：以针刺足底内侧神经之后出现的针感为宜。

手法：上下提插，对急性患者可以留针。

针感：局限性针感或放射性针感。

功能：通经活络，降压止痛，镇静安神。

主治：高血压，临床还可用于治疗休克、昏迷、高热、精神分裂症、癫痫、癔症性瘫痪、神经性头痛、偏瘫。

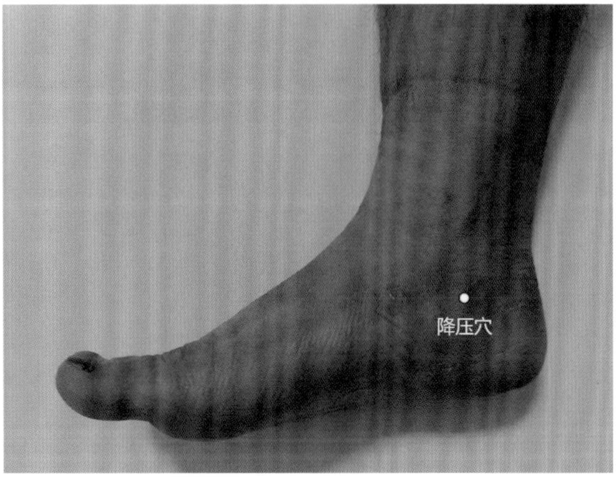

图 1-38　降压穴

二、其他针刺穴位

1. 少商穴（图 1-39）

定位：拇指末端桡侧，指甲根角侧上方 0.1 寸，有指掌固有动、静脉所形成的动、静脉网布有前臂外侧皮神经和桡神经浅支混合支，正中神经的掌侧固有神经的末梢神经网。

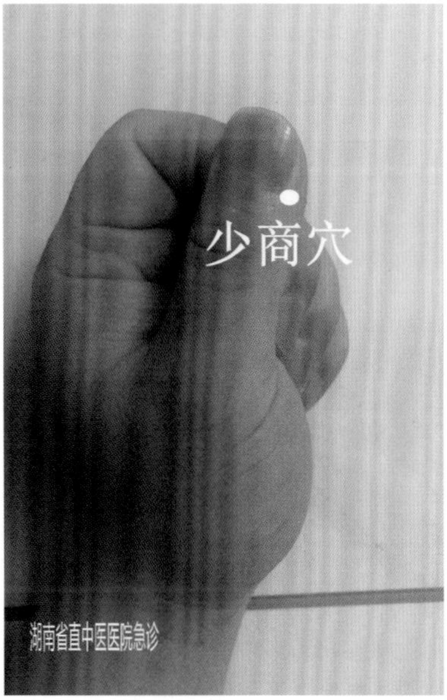

图 1-39　少商穴

取穴原则：交叉取穴。

特点：针刺前臂外侧皮神经和桡神经浅支混合支，正中神经的掌侧固有神经的末梢神经网。

手法：向腕平刺 0.1 ~ 0.2 寸，或点刺出血。

针感：局部酸胀痛麻。

功能：清肺利咽，开窍醒神。

主治：咽痛喉肿、中风、中暑、昏厥、发热、癫狂、癔症等证；少商穴点刺放血可治疗呼吸系统疾病、头面部疾病、神经系统疾病、胃肠系统疾病及临床急症，操作方法简单，效果显著，值得临床推广。

2. 颊车穴（图 1-40）

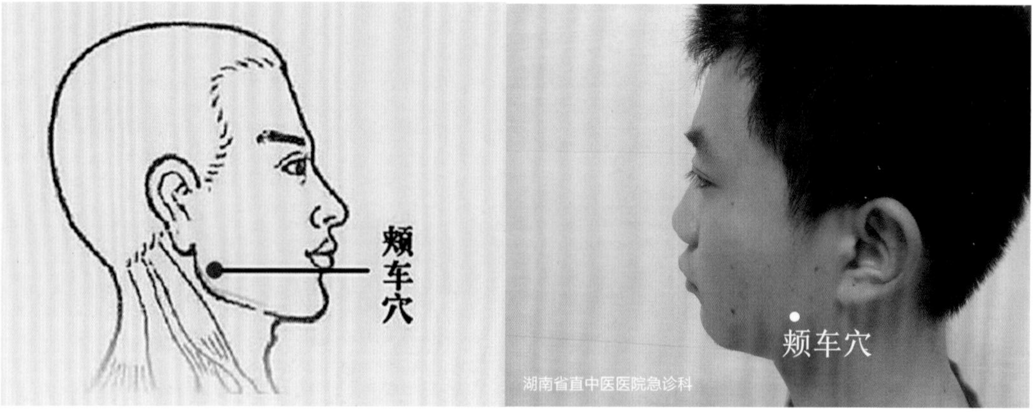

图 1-40 颊车穴

定位：面颊部，下颌角前上方，耳下大约一横指处，咀嚼时肌肉隆起时出现的凹陷处。左右各一。

取穴原则：同侧取穴。

特点：耳大神经，面神经及咬肌神经。

手法：直刺 0.5 寸。

针感：局部酸胀痛麻。

功能：传输胃经精微物质上行头部，改善面神经传导功能。

主治：牙痛，面神经麻痹，周围性面瘫，腮腺炎，下颌关节炎。

3. 后溪穴（图 1-41）

定位：微握拳，第 5 指掌关节后尺侧的近端掌横纹头赤白肉际。具体在小指尺侧，第 5 掌骨小头后方。

取穴原则：交叉取穴或双侧同时取穴。

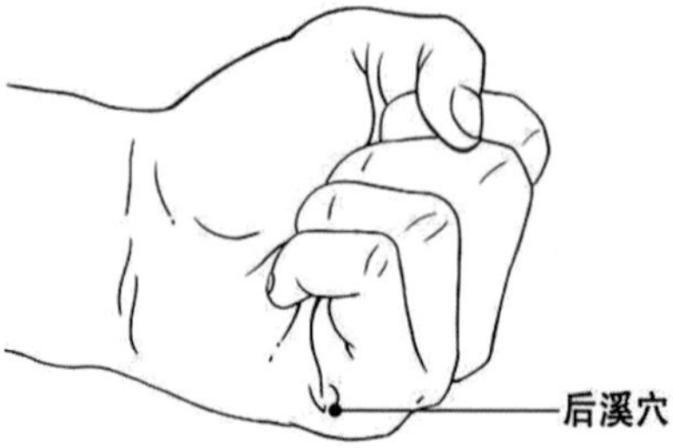

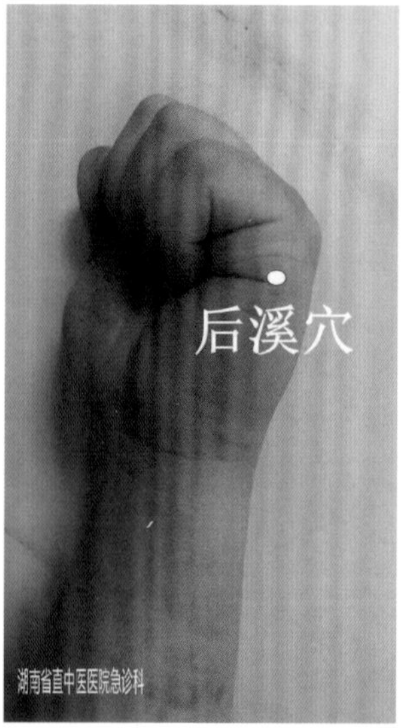

图 1-41 后溪穴

特点：针刺有尺神经手背支。

手法：直刺 0.5 ~ 1 寸，不留针。治手指挛痛可透刺合谷穴。

针感：局部酸胀痛麻。

功能：清心安神，通经活络。

主治：以急性腰扭伤、颈椎病、落枕为核心优势，还可治疗耳聋、精神分裂症、癔症、角膜炎等。

4. 委中穴（图 1–42）

定位：膝后区，腘横纹的中点，在腘窝正中。

取穴原则：同侧取穴。

特点：针刺股后皮神经，正当胫神经处。

手法：直刺 1 ~ 1.5 寸。或用三棱针点刺腘静脉出血。针刺不宜过快、过强、过深。

针感：局部酸胀痛麻。

功能：清热祛湿，舒筋止痛。

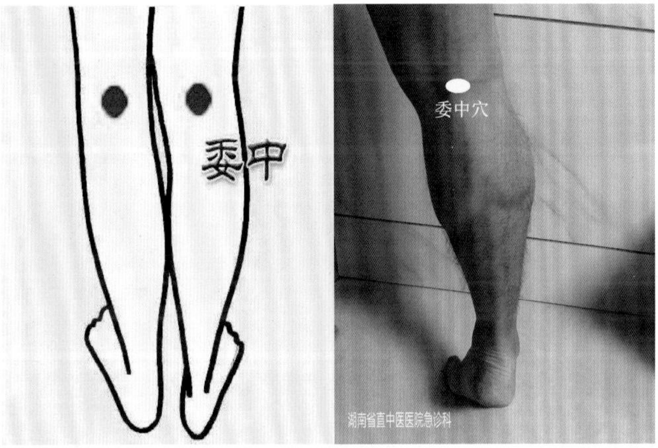

图 1–42　委中穴

主治：委中穴的临床适应证主要分为内科疾病和外科疾病两个方面，其中内科疾病包括肢体经络疾病、气血津液疾病、脾胃疾病、肾系疾病，外科疾病包括皮肤病和脚气病，尤其是急性胃肠炎、中暑、腰背痛、急性腰扭伤。

5. 内关穴（图 1–43）

定位：前臂掌侧，当曲泽与大陵的连线上，腕横纹上 2 寸。

取穴原则：双侧取穴。

特点：针刺前臂内、外侧皮神经，深层有正中神经干及骨间前神经。

手法：直刺 0.5 ~ 1 寸，不留针。

针感：局部酸胀痛麻。

功能：宁心安神、理气止痛。

主治：呕吐、心绞痛、心肌炎、心律不齐、胃炎、癔症等。

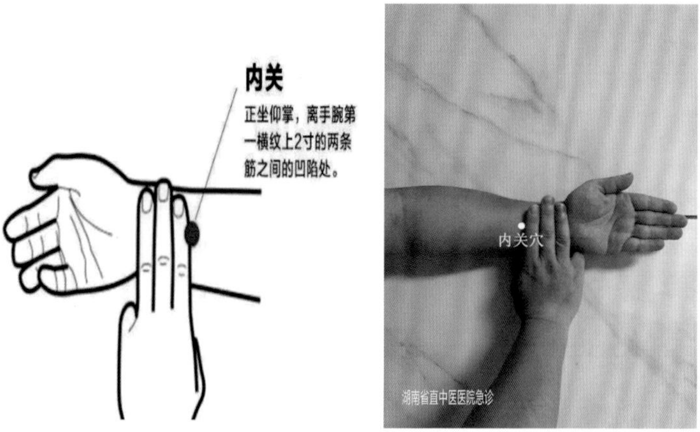

图 1–43　内关穴

6. 风池穴（图 1–44）

定位：后颈部，后头骨下，两条大筋外缘陷窝中，相当于耳垂平齐。

取穴原则：双侧取穴。

特点：枕小神经支。

手法：支持 0.3 ~ 0.5 寸，不留针。

针感：局部酸胀痛麻。

功能：疏风散热，通络止痛。

主治：中风偏枯、少阳头痛、颈型颈椎病、卒中后吞咽障碍。

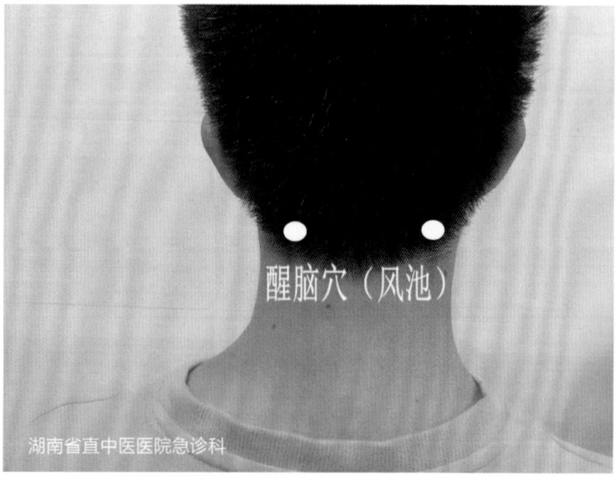

图 1–44　风池穴

7. 胆囊穴（图 1–45）

定位：正坐或侧卧位时，在小腿外侧上部，当腓骨小头前下方凹陷处（阳陵泉）直下 2 寸。

取穴原则：双侧取穴。

特点：腓肠外侧皮神经；深层有腓浅神经，深神经。

手法：直刺 1 ~ 2 寸。

针感：局部酸胀痛麻。

功能：利胆通络。

主治：胆囊炎、胆石症、胆道蛔虫症、胆绞痛、腰腿痛、下肢痿痹、胸胁痛、慢性胃炎、口眼歪斜。

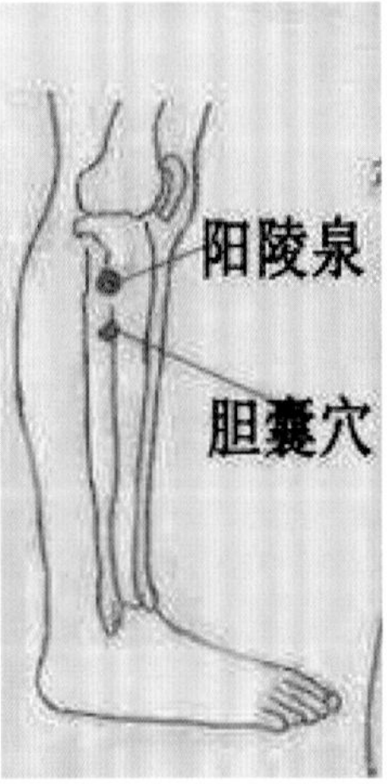

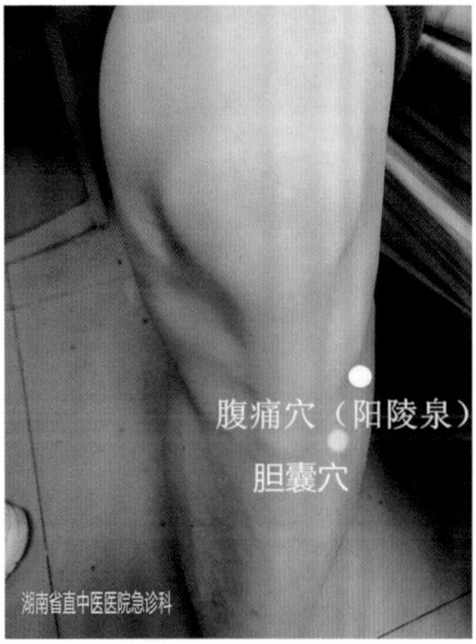

图 1-45 胆囊穴

第五节 急诊常见痛症治疗各论

一、头痛

1. 概述

头痛是患者的一种自觉症状，一般泛指头颅上半部，眉毛以上至枕下部这段范围内的疼痛，面部疼痛不在其内，中医学认为浅而近者名“头痛”，深而远者为“头风”。外感六淫，内伤七情及跌扑瘀血均可引起气血逆乱，瘀阻经络，脑失所养而发生头痛。临床上根据不同的原因，一般可分为血管性头痛、颅内高压或低压性头痛、紧张性头痛、外伤性头痛及头面五官疾患引起的头痛等。

2. 辨证

① 风寒头痛：头痛连及项背，常有拘急收紧感，或伴恶风畏寒，口不渴，苔薄白，脉浮紧。

② 风热头痛：头痛而胀，甚则头胀如裂，发热或恶风。舌尖红，苔薄黄，脉浮数。

③ 风湿头痛：头痛如裹，肢体困重。苔白腻，脉濡。

④ 肝阳头痛：头胀痛而眩，两侧为重，心烦易怒，口苦面红，或兼胁痛，舌红苔黄，脉弦数。

⑤ 痰浊头痛：头痛昏蒙，胸脘满闷。纳呆呕恶，舌苔白腻，脉滑或弦滑。

⑥ 瘀血头痛：头痛经久不愈，痛如锥刺，固定不移，日轻夜重，或有头部外伤史。舌紫暗，或有瘀点瘀斑。舌薄白，脉细或细涩。

⑦ 血虚头痛：头痛隐隐，时时昏晕，遇劳加重，心悸失眠。舌质淡，苔薄白，脉细弱。

⑧ 气虚头痛：头痛隐隐，时发时止，遇劳加重，纳食减少，神疲乏力，气短懒言，舌淡苔薄白，脉细弱。

⑨ 肾虚头痛：头痛且空，眩晕耳鸣，腰膝酸软，神疲乏力，滑精带下。舌红少苔，脉细无力。

3. 疗效标准

① 治愈：头痛发作控制，临床症状消失。

② 好转：头痛发作减少，临床症状减轻。

4. 针刺治疗

平衡针穴位：头痛穴、腕痛穴。

其他针刺穴位：太阳、百会、头维、风池、印堂、合谷、足三里、太冲。

辨证加减：风寒头痛加列缺、外关、风府；风热头痛加曲池、大椎；风湿头痛加阴陵泉；肝阳头痛加太冲、太溪；痰浊头痛加丰隆；气血亏虚加气海、足三里、血海；肾气不足加太溪、肾腧；瘀血头痛加血海。或根据部位，循经取穴。前额痛：取上星、印堂、合谷；巅顶头痛：取百会、太冲；偏头痛取太阳、外关；后头痛取天柱、后溪。

5. 按语

临床采用针刺治疗头痛，首先要理解起病的缓急，区分头痛性质方可进行治疗，治疗前需要完善头部 CT、血常规、CRP 等检查。对于血管紧张性头痛、神经性头痛、感染性头痛效果较好；对于器质性病变，如肿瘤、脑出血引起的头痛效果差，建议尽早入院治疗。急诊针刺治疗头痛，可以选择平衡针穴位及普通针刺穴位同时应用，一般不宜超过 5 个穴位，且不留针，得气后立即取针，如针刺神经有放电样弹跳感效果最佳。

二、三叉神经痛

1. 概述

三叉神经痛是位于三叉神经分布区域内的一种剧烈阵发性疼痛疾病。临床上根据其病因分为原发性三叉神经痛与继发性三叉神经痛两类。原发性三叉神经痛（特发性三叉神经痛），是无器质性损害的一种疾病，多见于40岁以上的中老年人。继发性三叉神经痛（症状性三叉神经痛）是指颅内外各种器质性病变引起的三叉神经继发性损害而致的三叉神经痛，多见于40岁以下的患者。

本病的疼痛部位：虽然三支神经均可累及，但是以第二、第三支最常受累，约占95%。疼痛性质：呈发作性电击样、刀割样和撕裂样剧痛，突发突止。疼痛由颌面或牙槽开始，沿神经支配区放射，每次疼痛持续数秒至数十秒，亦可长达数分钟。诱发因素及“扳机点”：疼痛常由说话、咀嚼、刷牙和洗脸等面部随意运动或触摸面部某一区域而诱发。

2. 辨证

①风寒型：头痛连及项背，常有拘急收紧感，或伴恶风畏寒，口不渴，苔薄白，脉浮紧。

②风热型：头痛而胀，甚则头胀如裂，发热或恶风。舌尖红，苔薄黄，脉浮数。

③肝郁化火型：头胀痛而眩，两侧为重，心烦易怒，口苦面红，或兼胁痛，舌红苔黄，脉弦数。

④气虚血瘀型：头痛经久不愈，痛如锥刺，固定不移，日轻夜重，或有头部外伤史。舌紫暗，或有瘀点瘀斑。舌薄白，脉细或细涩。

3. 疗效标准

①治愈：疼痛控制，临床症状消失。

②好转：疼痛减轻，临床症状减轻。

4. 针刺治疗

平衡针穴位：头痛穴、偏瘫穴、鼻炎穴、牙痛穴。

其他针刺穴位：第一支取鱼腰、阳白、下关、合谷、内庭；第二支取四白、颧髎、下关、合谷、内庭；第三支取承浆、下关、合谷、内庭。

辨证加减：风寒加外关、列缺；风热型加曲池；肝郁化火加太冲；气虚血瘀加气海、足三里、血海。

5. 按语

针刺治疗原发性三叉神经痛，早期效果比较好，如果能配合方药内服，往往可以1 ~ 2 天痊愈，但是迁延后期则短期很难根治。对于继发性三叉神经痛，需要配合手术等手段，采用中西医结合方法。

三、枕神经痛

1. 概述

枕神经痛位于枕部和后颈部，向头顶（枕大神经）、乳突部（枕小神经）和外耳部（耳大神经）放射，沿神经走行的上颈部偶有触痛。疼痛性质多为持续性钝痛，并伴阵发性加剧，也有间歇性发作。头颈部活动、咳嗽、喷嚏时疼痛加剧。常由于感受风寒，或颈椎病等引起，其他如脊柱结核、脊髓肿瘤、肌筋膜炎、各种感染等也可引发。属于中医学的“太阳头痛”“后头痛”范畴。

2. 辨证

① 外感风寒型：头痛连及项背，常有拘急收紧感，或伴恶风畏寒，口不渴，苔薄白，脉浮紧。

② 外感风热型：头痛而胀，甚则头胀如裂，发热或恶风。舌尖红，苔薄黄，脉浮数。

③ 气滞血瘀型：头痛头胀经久不愈，痛如锥刺，固定不移，日轻夜重，或有头部外伤史。舌紫暗，或有瘀点瘀斑。舌薄白，脉细或细涩。

④ 肝肾亏虚型：头痛且空，眩晕耳鸣，腰膝酸软，神疲乏力，滑精带下。舌红少苔，脉细无力。

3. 疗效标准

① 治愈：疼痛控制，临床症状消失。

② 好转：疼痛减轻，临床症状减轻。

4. 针刺治疗

平衡针穴位：头痛穴、颈痛穴。

其他针刺穴位：风池、天柱、翳风、后溪、外关。

辨证加减：外感风寒加风门、列缺；外感风热加大椎、合谷；肝肾亏虚加太溪、太冲；气滞血瘀加血海、三阴交。

5. 按语

针刺治疗枕神经疼痛有较好的止痛效果，尤以感受风寒、风热、外伤或颈椎压迫引发的疼痛效果好，个别患者可以配合中医内服巩固疗效，以防复发。

四、麦粒肿

1. 概述

麦粒肿又称针眼、睑腺炎，是睫毛毛囊附近的皮脂腺或睑板腺的急性化脓性炎症。外麦粒肿为蔡氏腺的急性化脓性炎症，初起睑缘部呈局限性充血肿胀，2 ~ 3 日后形成硬结，胀疼和压痛明显，以后硬结逐渐软化，在睫毛根部形成黄色脓疱，穿破排脓迅速。内麦粒肿为睑板腺的急性化脓性炎症，其临床症状不如外麦粒肿来得猛烈，因为处于发炎状态的睑板腺被牢固的睑板组织所包围，在充血的睑结膜表面常隐约露出黄色脓块，可能自行穿破排脓于结膜囊内，睑板腺开口处可有轻度隆起，充血，亦可沿睑腺管通排出脓液，少数亦有从皮肤而穿破排脓，如果睑板未能穿破，同时致病的毒性又强烈，则炎症扩大，侵犯整个睑板组织，形成眼睑脓肿。临床常见金黄色葡萄球菌感染引起，眼睑皮肤局限性红、肿、热、痛，邻近球结膜水肿。当脓液局限积聚时出现黄色脓头，外麦粒肿发生在睫毛根部皮脂腺，表现在皮肤面；内麦粒肿发生在睑板腺，表现在结膜面，破溃排脓后疼痛缓解，红肿消退。本病属于中医“针眼病”，主要多因内热外毒攻窜上炎导致。其主要特点是胞睑近睑缘部生小疖肿，局部红肿疼痛起硬结，易于溃脓，本病与季节、气候、年龄、性别无关。

2. 辨证

① 风热外袭：病初起，局部微有红肿痒痛，并伴有头痛、发热、全身不适等，舌

苔薄白，脉浮数。

② 热毒上攻：胞睑局部红肿，硬结较大，灼热疼痛，伴有口渴喜饮，便秘溲赤，苔黄脉数等。内热重，故伴口渴喜饮，便秘溲赤，苔黄脉数等症。

3. 疗效标准

① 治愈：疼痛控制，临床症状消失。

② 好转：疼痛减轻，临床症状减轻。

4. 针刺治疗

平衡针穴位：痤疮穴、明目穴。

其他针刺穴位：承气穴、四白、合谷、阴陵泉。

辨证加减：风热型的加风池、曲池，热毒上攻型加大椎、血海。

5. 按语

针刺治疗麦粒肿，以初期未成脓时效果最佳，建议平衡针穴位与普通针刺穴位交替使用，每日一次。化脓后配合清热解毒排脓中药，也可不必手术治疗。

五、牙痛

1. 概述

牙痛是指牙齿因各种原因引起的疼痛，为口腔疾患中常见的症状之一，可见于西医学的龋齿、牙髓炎、根尖周围炎和牙本质过敏等。遇冷、热、酸、甜等刺激时牙痛发作或加重，属中医的“牙宣”“骨槽风”范畴。牙痛分原发性和继发性两大类。

中医认为：风热侵袭风火邪毒侵犯，伤及牙体及牙龈肉，邪聚不散，气血滞留，气血不通，瘀阻脉络而为病。并且手、足阳明经脉分别为下齿、上齿，大肠、胃腑积热或风邪外袭经络，郁于阳明而化火，火邪循经上炎而发牙痛。肾主骨，齿为骨之余，肾阴不足，虚火上炎亦可引起牙痛。亦有多食甘酸之物，口齿不洁，垢秽蚀齿而作痛者。因此，牙痛主因是气血的通畅与否，次之与手足阳明经和肾经有关。

2. 辨证

① 外感风邪：因风火邪毒侵犯，伤及牙体及牙龈肉，邪聚不散，气血滞留，瘀阻

脉络而为病。

② 胃火炽盛：积食、胃中积热，火热上攻，脾不统血兼火不归原，又嗜食辛辣，积火与新热互结上冲，或风热邪毒外犯，引动胃火，循经上蒸牙床，伤及龈肉，损及脉络而为病。

③ 肾虚火旺：体质偏于肝肾阴虚，虚火上炎，灼烁牙体及牙龈，令骨髓空虚，牙失荣养，致牙根浮动而隐痛。肾虚肝郁，水不涵木，虚火妄动，兼挟脾胃之浊湿上犯所致牙痛。

3. 疗效标准

① 治愈：疼痛控制，临床症状消失。

② 好转：疼痛减轻，临床症状减轻。

4. 针刺治疗

平衡针穴位：牙痛穴、头痛穴。

其他针刺穴位：颊车、下关、合谷。

辨证加减：胃火牙痛加内庭，风火牙痛加翳风、外关，肾虚牙痛加太溪、行间。

5. 按语

对于急性牙髓炎、牙龈炎、牙过敏等引起的牙痛，效果均不错，对于龋齿引起的牙痛，仅可以暂时止痛，应该牙科处理。

六、咽痛（急性扁桃体炎）

1. 概述

急性扁桃体炎俗称“乳蛾”“喉蛾”，是腭扁桃体的急性非特异性炎症。往往伴有一定程度的咽黏膜及其他咽淋巴组织的炎症，是一种常见的咽部疾病，多发于儿童及青年。本病按其病理概念及临床表现分为急性充血性扁桃体炎和急性化脓性扁桃体炎。前者多由病毒引起，全身和局部症状均较轻，但后者临床表现较重。局部较常见的并发症为扁桃体周围炎或扁桃体周围脓肿，全身较常见的并发症为急性风湿热、心肌炎、肾炎或关节炎等。

2. 辨证

① 风邪侵袭：风热邪毒从口鼻入侵肺系，咽喉首当其冲。或风热外袭，肺气不宣，肺经风热循经上犯，结聚于咽喉，气血不畅，与邪毒互结喉核，发为乳蛾。

② 肺胃热盛：外邪壅盛，乘势传里，肺胃受之，肺胃热盛，火热上蒸，灼腐喉核而为病。亦有多食炙煿，过饮热酒，脾胃蕴热，热毒上攻，蒸灼喉核而为病。

③ 阴虚邪滞：邪毒滞留，灼伤阴津，或温热病后，肺肾亏损，津液不足，不能上输滋养咽喉，阴虚内热，虚火上炎，与余邪互结喉核而为病。

④ 气虚邪滞：素体脾胃虚弱，不能运化水谷精微，气血生化不足，喉核失养，或脾失健运，湿浊内生，结聚于喉核而为病。

⑤ 痰瘀互结：余邪滞留，日久不去，气机阻滞，痰浊内生，气滞血瘀，痰瘀互结喉核，脉络闭阻而为病。

3. 疗效标准

① 治愈：疼痛控制，临床症状消失。

② 好转：疼痛减轻，临床症状减轻。

4. 针刺治疗

平衡针穴位：咽痛穴、痤疮穴。

其他针刺穴位：天突、合谷、内庭。

辨证加减：风热证加少商穴、尺泽穴、曲池穴；肺胃实热证加商阳穴、丰隆；风寒证去内庭，加列缺、风池；虚热证加太溪、照海；气滞血瘀加间使、三间。

5. 按语

针刺治疗急性咽痛以急性咽炎、扁桃体炎效果最佳，建议平衡针穴位与普通针刺穴位同时选用，如伴有发热配合痤疮穴、少商穴、耳尖穴放血效果更好，同时应该忌食辛辣、冰冷。

七、急性中耳炎

1. 概述

急性中耳炎的致病菌多为金黄色葡萄球菌、溶血性链球菌。侵入途径有三条，经咽鼓管、外耳道或中耳。少数病例可能导致鼓膜穿孔。有一部分可能转为分泌物更多的慢性中耳炎，并导致失聪及耳痛。本病急性起病，耳内疼痛，并见听力障碍、耳鸣、耳内胀闷，可有发热恶寒，头痛，鼻塞流涕，口苦咽干，小便黄赤，大便秘结等全身症状，局部检查可以确诊。该病属于中医学“耳胀”范畴。

2. 辨证

① 肝经郁热型：耳内作胀，心烦口苦，咽干，苔黄，脉弦数。

② 风寒袭肺型：耳内作胀，不适或微痛，耳鸣如风声，听力减退，自声增强，脉浮数，常伴有恶寒发热，鼻塞头痛。

③ 肝胆实火证：耳内流脓，病程较重，或听力下降，耳内有胀闷感，耳痛，耳鸣，或有发热，恶寒，口苦咽干，小便黄赤，大便秘结，舌红，苔黄腻，脉弦数。

3. 疗效标准

① 治愈：疼痛控制，临床症状消失。

② 好转：疼痛减轻，临床症状减轻。

4. 针刺治疗

平衡针穴位：耳聋穴、痤疮穴、咽痛穴。

其他针刺穴位：耳门穴、翳风穴、听会穴、外关、曲池。

辨证加减：风热明显的加风池、曲池；兼有胃热的加内庭、合谷；肝郁化火的加太冲、行间穴。

5. 按语

该病常常伴有感冒，没有化脓前单纯针刺治疗效果较佳，如果化脓后需要配合局部用药、内服清热解毒排脓的中药。

八、落枕

1. 概述

落枕是由于某种原因突然头颈扭闪，肌肉无准备地强烈收缩或被牵拉，导致颈肌纤维或韧带等组织发生撕裂；也有在乘坐高速行驶的汽车中突然急刹车而致颈椎快速前后摆动造成损伤，还有少数睡姿不当所致。大多表现为单侧，男性略多于女性。主要症状为颈部疼痛及活动受限，轻者为针刺痛，重者如刀割样或撕裂样疼痛。疼痛主要在颈部，也可以模糊地放射至头、背和上肢。任何活动均可加重疼痛，以致转头时两肩亦随之转动。

2. 辨证

① 瘀滞证：晨起颈项疼痛，活动不利，活动时患侧疼痛加剧，头部歪向患侧，局部有明显压痛点，有时可见筋结。舌紫暗，脉弦紧。

② 风寒证：颈项背部僵硬疼痛，拘紧麻木。可兼有淅淅恶风，微发热，头痛等表证。舌淡，苔薄白，脉弦紧。

3. 疗效标准

① 治愈：疼痛控制，临床症状消失。

② 好转：疼痛减轻，临床症状减轻。

4. 针刺治疗

平衡针穴位：颈痛穴、肩痛穴。

其他针刺穴位：阿是穴、风池穴、后溪穴、外劳宫穴。

5. 按语

落枕多与休息姿势不对或本身存在颈椎病有关，针刺治疗以平衡针穴位配合 1 ~ 2 个普通针刺穴位，以快速进针、快速提插捻转产生强刺激的效果最佳，针刺时请患者配合颈部缓慢活动，大多数患者出针后立即疼痛缓解，1 ~ 2 次治疗即可痊愈。

九、颈椎病

1. 概述

颈椎病是指颈椎间盘退行性变、颈椎肥厚增生以及颈部损伤等引起颈椎骨质增生，或椎间盘脱出、韧带增厚，刺激或压迫颈脊髓、颈部神经、血管而产生一系列症状的临床综合征。颈椎病可分为：颈型颈椎病、神经根型颈椎病、脊髓型颈椎病、椎动脉型颈椎病、交感神经型颈椎病、食管压迫型颈椎病。颈椎病属于中医的“项痹”范畴，主要表现为颈肩痛、头晕头痛、上肢麻木、肌肉萎缩、严重者双下肢痉挛、行走困难，甚至四肢麻痹、大小便障碍、出现瘫痪。多发在中老年人，男性发病率高于女性。

2. 辨证

① 寒湿痹阻型：症见头痛或后枕部疼痛，颈僵，转侧不利；或头疼牵涉至上背痛，肌肤冷湿，畏寒喜热，颈椎旁可触及软组织肿胀结节。舌淡红，苔薄白，脉细弦。

② 痰瘀阻络型：症见颈项痛如锥刺，痛势缠绵不休，按之尤甚，痛有定处，夜间加重，伴上肢麻木、头晕、欲呕。舌黯，舌体有少许瘀点，舌边有齿痕，苔白腻或白滑，脉弦涩或弦滑。

③ 气血两虚型：症见头昏，眩晕，视物模糊或视物目痛，身软乏力，纳差，颈部酸痛，或双肩疼痛。舌淡红或淡胖，边有齿痕，苔薄白而润、脉沉细无力。

④ 脾肾亏虚型：症见颈项酸软胀痛，四肢倦怠乏力，或双下肢软弱无力，行走吃力，头晕，耳鸣，舌淡或有齿痕，或舌干红少苔，脉细弱或虚而无力。

3. 疗效标准

① 治愈：疼痛控制，临床症状消失。

② 好转：疼痛减轻，临床症状减轻。

4. 针刺治疗

平衡针穴位：颈痛穴、头痛穴。

其他针刺穴位：大椎穴、肩井穴、外关穴、后溪穴、外劳宫穴。

辨证加减：心悸恶心者加内关，头晕眼花加太阳穴。根据病变部位选用 5 ~ 6 个穴位，采用坐位或仰卧位。

5. **按语**

大多急诊就诊颈椎病患者，长期存在颈部僵硬疼痛不适，颈部疲劳后急性加重，我们常规可选用颈痛穴、后溪穴、肩井穴、头痛穴，如果伴有高血压，加太冲穴。针刺时，请患者配合头部缓慢的“米”字运动，针刺后嘱患者尽量不低头。

十、肩周炎

1. **概述**

肩周炎又称肩关节周围炎，俗称凝肩、五十肩。以肩部逐渐产生疼痛，夜间为甚，逐渐加重，肩关节活动功能受限而且日益加重，达到某种程度后逐渐缓解，直至最后完全复原为主要表现的肩关节囊及其周围韧带、肌腱和滑囊的慢性特异性炎症。肩周炎是以肩关节疼痛和活动不便为主要症状的常见病症。本病的好发年龄在 50 岁左右，女性发病率略高于男性，多见于体力劳动者。如得不到有效的治疗，有可能严重影响肩关节的功能活动。肩关节可有广泛压痛，并向颈部及肘部放射，还可出现不同程度的三角肌的萎缩。临床主要表现为肩部疼痛、肩关节活动受限、怕冷、压痛、肌肉痉挛与萎缩。

2. **辨证**

① 太阴经证：以肩前中府穴区疼痛或压痛为主，后伸疼痛加重。

② 太阳经证：以肩后肩贞穴疼痛或压痛为主，肩内收疼痛加重。

③ 阳明少阳经：以肩外侧肩髃、肩髎穴疼痛为主，外展疼痛加重。

3. **疗效标准**

① 治愈：疼痛控制，临床症状消失。

② 好转：疼痛减轻，临床症状减轻。

4. **针刺治疗**

平衡针穴位：肩痛穴、颈痛穴。

其他针刺穴位：肩贞穴、肩前穴、肩髃穴、阳陵泉。

辨证加减：太阴经证加尺泽、阴陵泉；太阳经证加后溪、昆仑；阳明少阳经证加条口透承山。

5. 按语

肩周炎治疗需要配合自我康复锻炼，且循序渐进，同时需要局部防寒保暖，另外中药内服可以明显提高疗效。

十一、心绞痛

1. 概述

心绞痛是冠状动脉供血不足，心肌急剧的暂时缺血与缺氧所引起的以发作性胸痛或胸部不适为主要表现的临床综合征。心绞痛是心脏缺血反射到身体表面所感觉的疼痛，特点为前胸阵发性、压榨性疼痛，可伴有其他症状，疼痛主要位于胸骨后部，可放射至心前区与左上肢，劳动或情绪激动时常发生，每次发作持续 3 ~ 5 分钟，可数日一次，也可一日数次，休息或用硝酸酯类制剂后消失。本病多见于男性，多数 40 岁以上，劳累、情绪激动、饱食、受寒、阴雨天气、急性循环衰竭等为常见诱因。该病属于中医的“胸痹”范畴，多表现为闷痛、压榨性疼痛或胸骨后、咽喉部紧缩感，有些患者仅有胸闷。

2. 辨证

① 心血瘀阻证：胸痛较剧，如刺如绞，痛有定处，入夜加重，伴有胸闷，日久不愈，或因暴怒而致心胸剧痛，舌质紫暗，或有瘀斑，舌下络脉青紫迂曲，脉弦涩或结代。

② 痰浊内阻证：胸闷痛如窒，气短痰多，肢体沉重，形体肥胖，纳呆恶心，舌苔浊腻，脉滑。

③ 阴寒凝滞证：猝然胸痛如绞，天冷易发，感寒痛甚，形寒，甚则四肢不温，冷汗自出，心痛彻背，背痛彻心，心悸短气，舌质淡红，苔白，脉沉细或沉紧。

④ 气虚血瘀证：胸痛隐隐，时轻时重，遇劳则发，神疲乏力，气短懒言，心悸自汗，舌质淡暗，胖有齿痕，苔薄白，脉缓弱无力或结代。

⑤ 气阴两虚证：胸闷隐痛，时作时止，心悸气短，倦怠懒言，头晕目眩，心烦多

梦，或手足心热，舌红少津，脉细弱无力或结代。

⑥ 心肾阴虚证：胸闷痛或灼痛，心悸盗汗，虚烦不寐，腰膝酸软，头晕耳鸣，舌红少苔，脉沉细数。

⑦ 心肾阳虚证：心悸而痛，胸闷气短，甚则胸痛彻背，心悸汗出，畏寒肢冷，下肢浮肿，腰酸无力，面色苍白，唇甲淡白或青紫，舌淡白或紫暗，脉沉细或沉微欲绝。

3. 疗效标准

① 治愈：疼痛控制，临床症状消失。

② 好转：疼痛减轻，临床症状减轻。

4. 针刺治疗

平衡针穴位：胸痛穴、腹痛穴。

其他针刺穴位：内关、郄门、阴郄、巨阙、膻中。

辨证加减：呼吸急促者加天突、孔最；痰湿壅盛者加中脘、丰隆；气滞血瘀者，加太冲、膈俞；心肾阳虚者加心俞、厥阴俞、肾俞；心脾两虚者加心俞、脾俞、足三里。

5. 按语

心绞痛常需要与急性心肌梗死鉴别，针刺止痛的同时需要完善心电图及心肌坏死标记物等检查。针刺止心绞痛疗效较好，且适合院前急救，值得急诊医师学习使用。每次针刺注意选择 2 ～ 3 个穴位即可，不留针。

十二、肋间神经痛

1. 概述

肋间神经痛是指一个或几个肋间部位从背部沿肋间向胸腹前壁放射状疼痛，呈半环状分布。多为单侧受累，也可以双侧同时受累。咳嗽、深呼吸或打喷嚏往往使疼痛加重。查体可有胸椎棘突，棘突间或椎旁压痛和叩痛，少数患者沿肋间有压痛，受累神经支配区可有感觉异常。其疼痛性质多为刺痛或灼痛，有沿肋间神经放射的特点。带状疱疹可见局部病变。该病属于中医的“肋痛”范畴。

2. 辨证

① 肝气郁结型：胁肋胀痛，走窜不定，疼痛因情绪变化而增减，饮食减少，嗳气频作，或见烦热口干，二便不畅，舌红，脉弦或弦数

② 瘀血阻闭型：胁痛如刺，历时较久，痛处固定不移，入夜尤甚，热敷稍缓，舌质紫暗，脉沉涩。

③ 肝阴不足型：胁肋隐痛，绵绵不休，口干咽燥，心中烦热，头晕目眩，舌红少苔，脉细弦数。

3. 疗效标准

① 治愈：疼痛控制，临床症状消失。

② 好转：疼痛减轻，临床症状减轻。

4. 针刺治疗

平衡针穴位：胸痛穴、腹痛穴。

其他针刺穴位：太冲、支沟、阳陵泉、内关。

5. 按语

针刺治疗肋间神经痛通常效果比较好，往往一次治疗就能明显缓解，但是对于继发性肋间神经痛需要查明病因，针对性治疗。

十三、急性乳腺炎

1. 概述

急性乳腺炎是乳腺的急性化脓性感染，是乳腺管内和周围结缔组织炎症，多发生于产后哺乳期的妇女，尤其是初产妇更为多见。有文献报道急性乳腺炎初产妇患病占50%，初产妇与经产妇之比为 2.4 ∶ 1。哺乳期的任何时间均可发生，但以产后 3 ~ 4 周最为常见，故又称产褥期乳腺炎。中医称之为“乳痈”。

2. 辨证

① 气滞热壅证：症见乳房结块，排乳不畅，皮色不变或微红，肿胀疼痛。伴恶寒发热，胸闷呕吐，食欲不振，大便秘结等。舌质正常或红，苔薄白或薄黄，脉浮数或

弦数。

② 热毒炽盛证：这是疾病的中期阶段，症见乳房结块增大，肿痛加重，焮红灼热。伴壮热不退，口渴喜饮，或切开排脓后引流不畅，红肿热痛不减。舌质红，苔腻，脉弦数。

③ 正虚毒恋证：此阶段是疾病的后期，此时局部已溃脓，溃脓后乳房肿痛虽轻，但疮口脓水清稀不尽，愈合缓慢或形成乳漏。伴面色少华，神疲乏力，或低热不退，饮食量少。舌质淡，苔薄，脉弱无力。

④ 气血凝滞证：若疾病初起阶段应用大量抗生素或过用寒凉中药，则乳房结块，质硬不消，微痛不热，皮色不变或暗红。苔薄白或黄，脉弦涩。

3. 疗效标准

① 治愈：疼痛控制，临床症状消失。

② 好转：疼痛减轻，临床症状减轻。

4. 针刺治疗

平衡针穴位：乳腺穴、痤疮穴、咽痛穴。

其他针刺穴位：足三里、合谷穴、内关穴。

辨证加减：气血凝滞型加血海、太冲穴，热毒炽盛加大椎。

5. 按语

急性乳腺炎需要配合哺乳，保持乳头卫生，忌口辛辣燥热，必要时清热解毒中药如芦荟、仙人掌打碎外敷。

十四、带状疱疹

1. 概述

带状疱疹是由水痘—带状疱疹病毒引起的急性感染性皮肤病。由于病毒具有亲神经性，感染后可长期潜伏于脊髓神经后根神经节的神经元内，当抵抗力低下或劳累、感染、感冒时，病毒可再次生长繁殖，并沿神经纤维移至皮肤，使受侵犯的神经和皮肤产生强烈的炎症。发疹前可有轻度乏力、低热、纳差等全身症状，患处皮肤自觉灼热感或者神经痛，触之有明显的痛觉敏感，持续 1 ~ 3 天，亦可无前驱症状即发疹。好发部位依次为肋间神经、颈神经、三叉神经和腰骶神经支配区域。患处常首先出现潮红斑，很快出现粟粒至黄豆大小的丘疹，簇状分布而不融合，继之迅速变为水疱，疱壁紧张发亮，疱液澄清，外周绕以红晕，各簇水疱群间皮肤正常；皮损沿某一周围神经呈带状排列，多发生在身体的一侧，一般不超过正中线。神经痛为本病特征之一，可在发病前或伴随皮损出现，老年患者常较为剧烈。病程一般 2 ~ 3 周，水疱干涸、结痂脱落后留有暂时性淡红斑或色素沉着。该病属于中医学的“蛇串疮”“缠腰火丹”。

2. 辨证

① 毒热证：口苦咽干，烦躁纳减，小便黄，大便秘结，舌质红，苔黄，脉弦数。

② 湿盛证：口不渴，胃脘胀闷，不思饮食，舌淡体胖，苔薄白或白腻，脉濡数或滑数。

③ 血瘀证：患处皮损大多消退，结痂脱落，但疼痛不止，或隐痛缠绵，咳嗽或动则加重，伴心烦、夜寐不安，舌质紫暗，苔白，脉细涩。

3. 疗效标准

① 治愈：疼痛控制，临床症状消失。

② 好转：疼痛减轻，临床症状减轻。

4. 针刺治疗

平衡针穴位：胸痛穴、痤疮穴。

其他针刺穴位：阿是穴、支沟穴、阳陵泉。

辨证加减：腰以上的部位：加曲池、合谷、外关；腰以下的部位：加太冲、三阴交、血海。

5. 按语

带状疱疹的止痛治疗，常常需要平衡针穴位配合普通针刺穴位，多从肝胆脾经取穴，对于热毒盛的使用痤疮穴放血，事半功倍。配合红外线灯照射，炉甘石外擦、中药内服，促进疱液的吸收，可以明显缩短病程。

十五、急性胃炎

1. 概述

急性单纯性胃炎指各种外在和内在因素引起的急性广泛性或局限性的胃黏膜急性炎症。临床上以进食被细菌毒素污染的食物后或感染所致的急性单纯性胃炎为多见。一般起病较急，在进食污染食物后数小时至 24 小时发病，症状轻重不一，表现为中上腹不适、疼痛，以至剧烈的腹部绞痛，厌食、恶心、呕吐，因常伴有肠炎而有腹泻，大便呈水样，严重者可有发热、呕血和（或）便血、脱水、休克和酸中毒等症状。因饮酒、刺激性食物和药物引起的急性单纯性胃炎多表现为上腹部胀满不适、疼痛，食欲减退、恶心、呕吐等消化不良症状，症状轻重不一，伴肠炎者可出现发热、中下腹绞痛、腹泻等症状。体检有上腹部或脐周压痛，肠鸣音亢进。该病属于中医学的“腹痛”范畴。

2. 辨证

① 食滞胃脘型：胃脘胀满，疼痛拒按，或呕吐酸腐及不消化食物，吐后痛减，食后加重，嗳气反酸，大便不爽，舌质淡红，苔厚腻，脉滑实。

② 暑湿犯胃型：胃脘痞满，胀闷不舒，按之腹软而痛，纳差食减，口干而腻，头身沉重，肢软乏力，小便黄热，大便滞而不爽，或兼见发热恶寒，舌质红，苔白黄而腻，脉濡细或濡数。

③ 寒邪犯胃型：胃痛卒发，痛无休止，得温则减，遇寒加重，多有受凉或饮食生冷病史，或伴见呕吐清水，畏寒怕冷，手足不温，喜食热饮，口淡不渴，舌苔薄白或白腻，脉沉迟。

④ 胃热炽盛型：胃脘疼痛，胀满，痛处灼热感，口干而苦，恶心呕吐，吐出物为胃内容物，有酸臭味或苦味，饮食喜冷恶热，大便干结，尿黄，舌质红，苔黄厚或黄腻，脉弦滑。

⑤ 肝郁气滞型：胃脘胀满，攻撑作痛，痛及两胁，情志不畅时更甚，或呕吐吞酸，嗳气频作，饮食减少，舌质淡红，苔薄白，脉弦。

3. 疗效标准

① 治愈：疼痛控制，临床症状消失。

② 好转：疼痛减轻，临床症状减轻。

4. 针刺治疗

平衡针穴位：胃痛穴、腹痛穴。

其他针刺穴位：天枢、中脘。

辨证加减：湿热者加大椎、合谷、曲池；寒湿者加阴陵泉、关元；食滞者加内关、公孙、足三里。

5. 按语

急性胃炎发作期尽量喝粥，禁食油腻。疼痛明显时，针刺足三里、腹痛穴，强刺激往往几秒钟可以止痛。如果是寒邪犯胃，还可以使用温中理气的中药封包外敷，加强疗效。

十六、急性胆囊炎、胆结石

1. 概述

急性胆囊炎是由于胆囊管阻塞和细菌侵袭而引起的胆囊炎症；其典型临床特征为右上腹阵发性绞痛，伴有明显的触痛和腹肌强直。约95%的患者合并有胆囊结石，称为结石性胆囊炎；5%的患者未合并胆囊结石，称为非结石性胆囊炎。主要症状为右上腹痛、恶心、呕吐与发热。患者常首先出现右上腹痛，向右肩背部放射，疼痛呈持续性，阵发性加剧，可伴随有恶心、呕吐。呕吐物为胃、十二指肠内容物。后期表现发热，多为低热，寒战、高热不常见，早期多无黄疸，当胆管并发炎症或炎症导致肝门淋巴结肿大时，可出现黄疸。该病属于中医的“腹痛”“胁痛”“胆胀”范畴。

2. 辨证

① 肝郁气滞：右上腹或剑突下间歇性隐痛，可牵扯至肩背部疼痛，可有低热，咽干，性急易烦，食欲缺乏。舌淡红，苔薄白或微黄，脉弦或弦紧。

② 肝胆湿热：右胁或上腹部疼痛、拒按，呈持续性绞痛，阵发性加剧，其痛多向右肩部放射，脘腹胀满，身热口渴或恶寒发热，或恶心呕吐，纳呆，多有目黄，身黄。舌偏红，苔黄腻，脉弦数。

③ 毒热内蕴：寒战高热，右胁及脘腹疼痛拒按，黄疸加重，尿短赤，大便秘结，甚则神昏，气促，肢冷。舌绛红、干燥，苔腻或灰黑，无苔，脉弦数或细数。

④ 肝阴不足：右胁痛，多呈隐痛，头目眩晕，口干，耳聋耳鸣，急躁易怒，少寐多梦。舌红或有裂纹或见光剥苔，脉弦细。

3. 疗效标准

① 治愈：疼痛控制，临床症状消失。

② 好转：疼痛减轻，临床症状减轻。

4. 针刺治疗

平衡针穴位：胸痛穴、腹痛穴。

其他针刺穴位：胆囊穴、太冲、胆俞穴。

辨证加减：肝胆湿热加阴陵泉、曲池；肝气郁结加期门、阳陵泉；肝阴不足，加三阴交。

5. 按语

急性胆囊炎多从肝胆经治疗，笔者临床常常取穴太冲、胆囊穴、腹痛穴止痛效果明显，对于有明显胆囊肿大、结石嵌顿的患者，还是建议配合抗感染、手术等治疗。

十七、食管炎

1. 概述

食管炎即食道炎，泛指食管黏膜浅层或深层组织由于受到刺激或损伤，食管黏膜发生水肿和充血而引发的炎症。化学性刺激包括胃酸、胆汁、烈酒以及强酸、强碱、药物等；物理性刺激包括烫的食物、饮料，食管异物（鱼刺等）嵌顿，长期放置鼻胃管等。由于化学治疗、放射治疗导致食管局部受损，或患者本身抵抗力下降导致结核杆菌、真菌（念珠菌）或病毒感染亦可引发食管炎。临床最常见的是胃酸反流引起的反流性食管炎。该病主要以“烧心”，吞咽疼痛、困难及胸骨后疼痛居多。当食管炎严重时可引起食管痉挛及食管狭窄，吞咽食物感到“发噎”，甚至呕吐。一般食管炎出血较轻微，但也可能引起呕血或黑便（柏油便）。属于中医学的“胸痹”“吐酸”“噎膈”

范畴。

2. 辨证

① 肝气犯胃型：泛酸、胸骨后及胃脘部烧灼不适，胀满作痛，脘痛连胁，嗳气频繁，吞咽不利，大便不畅，每因情志因素而疼痛发作，舌苔薄白，脉弦。

② 肝胃郁热型：胸骨后及胃脘部烧灼不适，疼痛，痛势急迫，烦躁易怒，泛酸嘈杂，口干口苦，舌红苔黄，脉弦或数。

③ 瘀血停滞型：胸骨后及胃脘部烧灼不适、疼痛，痛有定处而拒按，痛为针刺或刀割，舌质紫暗，脉涩。

④ 脾胃虚寒型：胸骨后及胃脘部烧灼不适，疼痛隐隐，吐清水，喜暖喜按，纳食减少，神疲乏力，甚者手足不温，大便溏薄，舌质淡，脉软弱。

⑤ 脾胃阴虚型：胸骨后及胃脘部烧灼不适，疼痛隐隐，口干咽燥，或口渴，大便干燥，舌红少津，脉多弦细。

3. 疗效标准

① 治愈：疼痛控制，临床症状消失。

② 好转：疼痛减轻，临床症状减轻。

4. 针刺治疗

平衡针穴位：咽痛穴、胃痛穴、胸痛穴。

其他针刺穴位：合谷、足三里。

辨证加减：肝气犯胃型加太冲，肝胃郁热型加内关，瘀血停滞型加血海。

5. 按语

该病应该忌食辛辣肥腻，避免饭后立即平卧，保持心理平衡。胸痛穴和内关穴常合用能快速止痛。要彻底治疗需要同时配合治疗慢性胃炎等。

十八、急性肠炎

1. 概述

急性肠炎是消化系统疾病中最常见的疾病。本病可发生在任何年龄，以夏秋季较多。临床表现：

① 腹痛：多位于脐部，闷痛较轻。可有不同程度压痛。

② 腹泻：主要症状轻重不一，急性起病，每日数次至 10 多次，呈黄色水样便，可有泡沫或少量黏液，严重者可带少量脓血。

③ 有不同程度恶心、腹胀、头痛、四肢无力，严重腹泻可导致脱水，电解质紊乱，甚至休克。

本病属于中医学的“泄泻”范畴。

2. 辨证

① 寒邪内阻：腹痛急起，剧烈拘急，得温痛减，遇寒尤甚，恶寒身蜷，手足不温，口淡不渴，小便清长，大便自可，苔薄白，脉沉紧。

② 湿热积滞：腹部胀痛，痞满拒按，得热痛增，遇冷则减，胸闷不舒，烦渴喜冷饮，大便秘结，或溏滞不爽，身热自汗，小便短赤，苔黄燥或黄腻，脉滑数。

③ 饮食停滞：脘腹胀痛，疼痛拒按，嗳腐吞酸，厌食，痛而欲泻，泻后痛减，粪便奇臭，或大便秘结，舌苔厚腻，脉滑。多有伤食史。

④ 气机郁滞：脘腹疼痛，胀满不舒，痛引两胁，时聚时散，攻窜不定，得嗳气矢气则舒，遇忧思恼怒则剧，苔薄白，脉弦。

⑤ 瘀血阻滞：腹痛如锥如刺，痛势较剧，腹内或有结块，痛处固定而拒按，经久不愈，舌质紫暗或有瘀斑，脉细涩。

⑥ 中虚脏寒：腹痛绵绵，时作时止，痛时喜按，喜热恶冷，得温则舒，饥饿劳累后加重，得食或休息后减轻，神疲乏力，气短懒言，形寒肢冷，胃纳不佳，大便溏薄，面色不华，舌质淡，苔薄白，脉沉细。

3. 疗效标准

① 治愈：疼痛控制，临床症状消失。

② 好转：疼痛减轻，临床症状减轻。

4. 针刺治疗

平衡针穴位：升提穴、腹痛穴。

其他针刺穴位：阳陵泉、足三里、天枢穴。

辨证加减：饮食停滞加合谷穴；气机郁滞加太冲穴。

5. 按语

急性肠炎常常以腹痛穴、足三里穴，强刺激，效果非常好。另外，治疗期间一定要忌口生冷和油腻，否则容易复发。对于脱水较重的患者注意及时补充电解质。

十九、尿潴留

1. 概述

急性尿潴留发病突然，膀胱内充满尿液不能排出，胀痛难忍，辗转不安，有时从尿道溢出部分尿液，但不能减轻下腹部疼痛。本病见于多种疾病的发病过程中，属于中医学的“癃闭”范畴。

2. 辩证

① 膀胱湿热型：症见小便点滴不通或尿量极小而灼热、短赤、口苦、便秘，舌红苔黄腻，脉滑数。

② 肾阳虚衰型：症见小便滴沥不畅，排出无力，或尿闭，腰膝酸软无力，畏寒，舌淡，脉沉细。

③ 中气下陷型：症见小便欲解不爽，或尿少，或尿闭、纳呆、神疲、少腹坠胀，舌淡，脉弱。

④ 尿道闭塞型：症见小便滴沥不畅，或尿如细线，时或中断，甚至尿闭，小腹胀满而痛，舌质暗或有瘀斑，脉弦滑。

3. 疗效标准

① 治愈：小便通畅，疼痛消失，临床症状消失。

② 好转：小便通畅，疼痛减轻，临床症状减轻。

4. 针刺治疗

平衡针穴位：升提穴、腹痛穴、肾病穴。

其他针刺穴位：三阴交、委阳穴。

辨证加减：湿热下注者加曲池、阴陵泉；肝郁气滞加太冲；中气不足加气海、足三里；肾阳虚加关元、命门。

5. 按语

针刺治疗各种原因引起的尿潴留，均有一定疗效，常可以避免导尿的痛苦和尿路感染风险，但是对于中枢神经损伤引起的尿潴留需要紧急导尿。

二十、输尿管结石

1. 概述

输尿管结石绝大多数来源于肾脏，多为单侧结石，多发生于中年，男性较女性为高，结石成因及成分与肾结石相似。疼痛多呈绞痛性质，可放射到同侧下腹部、睾丸或阴唇。血尿较轻微，大多数仅有镜下血尿。该病属于中医学的“石淋”“腹痛”范畴。

2. 辨证

① 湿热蕴结证：腰痛或小腹痛，或尿流突然中断，尿频，尿急，尿痛，小便混赤，或为血尿，口干欲饮。舌红，苔黄腻，脉弦数。

② 气血瘀滞证：发病急骤，腰腹胀痛或绞痛，疼痛向外阴部放射，尿频，尿急，尿黄或赤。舌暗红或有瘀斑。脉弦或弦数。

③ 肾气不足证：结石日久，留滞不去，腰部胀痛，时发时止，遇劳加重，疲乏无力，尿少或频数不爽，或面部轻度浮肿。舌淡苔薄，脉细无力。

④ 肾阴亏虚证：腰腹隐痛，便干尿少，头晕目眩，耳鸣，心烦咽燥，腰膝酸软，舌红苔少，脉细数。

3. 疗效标准

① 治愈：疼痛发作控制，结石排出，临床症状消失。

② 好转：疼痛发作减少，临床症状减轻。

4. 针刺治疗

平衡针穴位：腹痛穴。

其他针刺穴位：承山穴、足三里。

辨证加减：气滞血瘀加太冲、血海；肾气不足加命门、关元；湿热下注加足三里、合谷。

5. 按语

输尿管结石针刺腹痛穴、承山穴止痛效果很好，一般取 1 ~ 2 个穴位即可，配合局部外敷温中理气的中药封包效果更佳，并且没有止痛药的毒副作用。

二十一、痛经

1. 概述

痛经为最常见的妇科症状之一，指行经前后或月经期出现下腹部疼痛、坠胀，伴有腰酸或其他不适，症状严重影响生活质量者。痛经分为原发性痛经和继发性两类，原发性痛经指生殖器官无器质性病变的痛经；继发性痛经指由盆腔器质性疾病，如子宫内膜异位症、子宫腺肌病等引起的痛经。原发性痛经在青春期多见，常在初潮后1～2年内发病。伴随月经周期规律性发作的以小腹疼痛为主要症状。继发性痛经症状同原发性痛经，由于内膜异位引起的继发性痛经常常进行性加重。疼痛多自月经来潮后开始，最早出现在经前12小时，以行经第1日疼痛最剧烈，持续2～3日后缓解。疼痛常呈痉挛性。一般不伴有腹肌紧张或反跳痛。可伴有恶心、呕吐、腹泻、头晕、乏力等症状，严重时面色发白、出冷汗。妇科检查无异常发现。该病属于中医学的“经行腹痛”范畴。

2. 辨证

① 肾气亏损型：经期或经后小腹隐隐作痛，喜按，月经量少，色淡质稀，头晕耳鸣，腰酸腿软，小便清长，面色晦暗，舌淡，苔薄，脉沉细。

② 气血虚弱型：经期或经后小腹隐痛喜按，月经量少，色淡质稀，神疲乏力，头晕心悸，失眠多梦，面色苍白，舌淡，苔薄，脉细弱。

③ 气滞血瘀型：经前或经期小腹胀痛拒按，胸胁、乳房胀痛，经行不畅，经色紫黯有块，块下痛减，舌紫黯，或有瘀点，脉弦或弦涩有力。

④ 寒凝血瘀型：经前或经期小腹冷痛拒按，得热则痛减，经血量少，色黯有块，畏寒肢冷，面色青白，舌黯，苔白，脉沉紧。

⑤ 湿热蕴结型：经前或经期小腹灼痛拒按，痛连腰骶，或平时小腹痛，至经前疼痛加剧，经量多或经期长，经色紫红，质稠或有血块，平素带下量多，黄稠臭秽，或伴低热，小便黄赤，舌红，苔黄腻，脉滑数或濡数。

3. 疗效标准

① 治愈：疼痛发作控制，临床症状消失。

② 好转：疼痛发作减少，临床症状减轻。

4. 针刺治疗

平衡针穴位：痛经穴、腹痛穴。

其他针刺穴位：关元穴、三阴交穴。

辨证加减：肝郁气滞加太冲；中气不足加气海、足三里；肾阳虚加关元、命门。

5. 按语

针刺治疗痛经效果很好，往往立即止痛，如果配合局部外敷温中理气的中药封包效果更佳。该病彻底治疗需要配合中药辨证治疗。

二十二、腰椎间盘突出症

1. 概述

腰椎间盘突出症是较为常见的疾患之一，主要是因为腰椎间盘各部分（髓核、纤维环及软骨板），尤其是髓核，有不同程度的退行性改变后，在外力因素的作用下，椎间盘的纤维环破裂，髓核组织从破裂之处突出（或脱出）于后方或椎管内，导致相邻脊神经根遭受刺激或压迫，从而产生腰部疼痛，一侧下肢或双下肢麻木、疼痛等一系列临床症状。腰椎间盘突出症以腰 4 ～ 5、腰 5 ～骶 1 发病率最高，约占 95%。本病属于中医的“腰痛”范畴。

2. 辨证

① 气滞血瘀：患者常有外伤或劳损，腰部至大腿疼痛、麻木，揉按后减轻，舌质暗淡，脉涩。

② 湿热痹阻：患者腰部疼痛，腿软无力，痛处伴有热感，舌质红，苔黄腻，脉濡数或滑数。

③ 肝肾亏虚（阳虚）：症见腰膝酸软，怕冷，肢冷，大便溏，舌淡，苔白，脉沉。

④ 肝肾亏虚（阴虚）：症见腰膝酸软，盗汗，烦热，失眠，口干，舌红，少苔，

脉细。

⑤ 寒湿痹阻：症见腰膝酸冷，畏寒怕冷，腰部沉重，舌淡，苔白腻，脉弦滑。

3. 疗效标准

① 治愈：疼痛发作控制，临床症状消失。

② 好转：疼痛发作减少，临床症状减轻。

4. 针刺治疗

平衡针穴位：腰痛穴、膝痛穴。

其他针刺穴位：肾腧穴、委中穴、阳陵泉、承山穴。

辨证加减：气滞血瘀加血海、膈俞；寒湿痹阻加温针灸，排尿无力加关元艾灸。

5. 按语

针刺治疗腰椎间盘突出症，建议每次选 3 ～ 5 穴，以针刺放电样感觉最佳。该病多见于肝肾不足之人，“腰为肾之腑”，需要节欲，配合补肾祛湿中药内服效果更佳。

二十三、急性腰扭伤

1. 概述

急性腰扭伤是腰部肌肉、筋膜、韧带等软组织因外力作用突然受到过度牵拉而引起的急性撕裂伤，常发生于搬抬重物、腰部肌肉强力收缩时。急性腰扭伤可使腰骶部肌肉的附着点、骨膜、筋膜和韧带等组织撕裂。患者伤后立即出现腰部疼痛，呈持续性剧痛，次日可因局部出血、肿胀、腰痛更为严重；也有的只是轻微扭转一下腰部，当时并无明显痛感，但休息后次日感到腰部疼痛。腰部活动受限，不能挺直，俯、仰、扭转感困难，咳嗽、喷嚏、大小便时可使疼痛加剧。站立时用手扶住腰部，坐位时用双手撑于椅子，以减轻疼痛。腰肌扭伤后一侧或两侧当即发生疼痛；有时可以受伤后半天或隔夜才出现疼痛、腰部活动受阻，静止时疼痛稍轻、活动或咳嗽时疼痛较甚。检查时局部肌肉紧张、压痛及牵引痛明显，但无瘀血现象。该病属于中医的“腰痛”范畴。

2. 辨证

气滞血瘀：气机不利，血行不畅，瘀血阻于腰络，不通则痛，腰为气机上下之枢纽，腰伤则气机为之阻滞，气不行血，则瘀血阻络，经脉以通为常，腰及大腿气血失养，且气血不通则痛。

3. 疗效标准

①治愈：疼痛发作控制，临床症状消失。

②好转：疼痛发作减少，临床症状减轻。

4. 针刺治疗

平衡针穴位：腰痛穴。

其他针刺穴位：后溪穴、外劳宫、委中。

5. 按语

针刺治疗急性腰扭伤，常立即可止痛，但是需要配合卧硬床休息。建议每次选 3 ~ 5 穴，以针刺放电样感觉最佳。另外，针刺时需要患者配合腰部缓慢活动，以促进经气循行。

二十四、坐骨神经痛

1. 概述

坐骨神经痛是以坐骨神经径路及分布区域疼痛为主的综合征。坐骨神经痛的绝大多数病例是继发于坐骨神经局部及周围结构的病变对坐骨神经的刺激压迫与损害，称为继发坐骨神经痛；少数系原发性，即坐骨神经炎。

疼痛主要限于坐骨神经分布区，大腿后部、小腿后外侧和足部，疼痛剧烈的患者可呈特有的姿势——腰部屈曲、屈膝、脚尖着地。如病变位于神经根时，椎管内压力增加（咳嗽、用力）时疼痛加重。肌力减退的程度可因病因、病变部位、损害的程度不同差异很大，可有坐骨神经支配肌肉全部或部分力弱或瘫痪，可有或无坐骨切迹处坐骨神经干的压痛，有坐骨神经牵拉征阳性，此征的存在常与疼痛的严重程度相平行，局麻坐骨神经根或神经干此征可消失。跟腱反射减退或消失，膝反射可因刺激而增高。可有坐骨神经支配区域的各种感觉的减退或消失，包括外踝的振动觉减退，亦可有极轻的感觉障碍。本病属于中医学的“痹症”范畴。

2. 辨证

① 气滞血瘀：症见患者常有外伤或劳损，腰部至大腿疼痛、麻木，揉按后减轻，舌质暗淡，脉涩。

② 湿热痹阻：症见患者腰部疼痛，腿软无力，痛处伴有热感，舌质红，苔黄腻，脉濡数或滑数。

③ 肝肾亏虚：症见腰膝酸软，怕冷，肢冷，大便溏，舌淡，苔白，脉沉。

④ 寒湿痹阻：症见腰膝酸冷，畏寒怕冷，腰部沉重，舌淡，苔白腻，脉弦滑。

3. 疗效标准

① 治愈：疼痛发作控制，临床症状消失。

② 好转：疼痛发作减少，临床症状减轻。

4. 针刺治疗

平衡针穴位：腰痛穴、臀痛穴、膝痛穴、偏瘫穴。

其他针刺穴位：阳陵泉、委中穴、承山穴、环跳穴。

辨证加减：外伤瘀血加委中放血、拔罐；寒湿型加腰阳关艾灸；肝肾亏虚加命门、肾腧穴。

5. 按语

通过针刺可以明显改善局部经络的气血流通、缓解疼痛，但急性期要卧床休息，睡硬板床。该病常常合并腰椎疾患，需要完善检查。

二十五、急性踝关节软组织损伤

1. 概述

踝关节扭伤是临床常见的疾病，在关节及韧带损伤中是发病率最高的疾病。踝关节是人体距离地面最近的负重关节，也就是说踝关节是全身负重最多的关节。踝关节的稳定性对于日常的活动和体育运动的正常进行起重要的作用。踝关节周围的韧带损伤都属于踝关节扭伤的范畴。踝关节扭伤可能导致的损伤包括外踝的距腓前韧带、跟腓韧带、内踝三角韧带、下胫腓横韧带等。踝关节扭伤的临床表现包括伤后迅即出现扭伤部位的疼痛和肿胀，随后出现皮肤瘀斑。严重者患足因为疼痛肿胀而不能活动。外踝扭伤时，患者在尝试行足内翻时疼痛症状加剧。内侧三角韧带损伤时，患者在尝试行足外翻时疼痛症状加剧。经休息后疼痛和肿胀可能消失，会出现因韧带松弛导致的踝关节不稳，反复扭伤。

2. 辨证

气滞血瘀：气机不利，血行不畅，瘀血阻于关节，不通则痛，气不行血，则瘀血阻络，经脉以通为常，关节气血失养，且气血不通则痛。

3. 疗效标准

① 治愈：疼痛发作控制，临床症状消失。

② 好转：疼痛发作减少，临床症状减轻。

4. 针刺治疗

平衡针穴位：踝痛穴、升提穴。

其他针刺穴位：阿是穴、丘墟穴、商丘穴、解溪穴。

辨证加减：外翻扭伤取商丘穴、解溪穴、患侧阿是穴；内翻扭伤取丘墟穴、患侧阿是穴。

5. 按语

该病治疗建议配合卧床休息，禁止功能锻炼，注意保暖，避免受凉。如能配合活血化瘀中药外敷及内服，效果更佳。

二十六、痛风

1. 概述

痛风是一种由于嘌呤生物合成代谢增加，尿酸产生过多或因尿酸排泄不良而致血中尿酸升高，尿酸盐结晶沉积在关节滑膜、滑囊、软骨及其他组织中引起的反复发作性炎性疾病。它是由于单钠尿酸盐结晶或尿酸在细胞外液形成超饱和状态，使其晶体在组织中沉积而造成的一组异源性疾病。本病以关节液和痛风石中可找到有双折光性的单水尿酸钠结晶为其特点。其临床特征为：高尿酸血症及尿酸盐结晶、沉积所致的特征性急性关节炎、痛风石、间质性肾炎，严重者见关节畸形及功能障碍，常伴尿酸性尿路结石。病因分为原发性和继发性两大类。该病属于中医学的“痛痹”“白虎历节”范畴。

2. 辨证

① 湿热痹阻：症见关节红肿热痛，病势较急，局部灼热，得凉则舒。伴发热，口渴，心烦，小便短黄。舌质红，苔黄或腻，脉象滑数或弦数。

② 风寒湿痹：症见关节肿痛，屈伸不利，或见局部皮下结节、痛风石。伴关节喜温，肢体重着，麻木不仁，小便清长，大便溏薄。舌质淡红，苔薄白，脉象弦紧或濡缓。

③ 痰瘀阻滞：症见关节肿痛，反复发作，时轻时重，局部硬节，或见痛风石。伴关节畸形，屈伸不利，局部皮色暗红，体虚乏力，面色青暗。舌质绛红有瘀点，苔白或黄，脉象沉滑或细涩。

④ 脾肾阳虚：症见关节肿痛持续，肢体及面部浮肿。伴气短乏力，腰膝酸软，畏寒肢冷，纳呆呕恶，腹胀便溏。舌质淡胖，苔薄白，脉象沉缓或沉细。

⑤ 肝肾阴虚：症见关节疼痛，反复发作，日久不愈，时轻时重，或关节变形，可见结节，屈伸不利。伴腰膝酸软，耳鸣口干，肌肤麻木不仁，神疲乏力，面色潮红。舌质干红，苔薄黄燥，脉弦细或细数。

3. 疗效标准

① 治愈：疼痛发作控制，临床症状消失。

② 好转：疼痛发作减少，临床症状减轻。

4. 针刺治疗

平衡针穴位：下肢取踝痛穴；上肢取腕痛穴。

其他针刺穴位：阿是穴、十宣穴

辨证加减：下肢疼痛加太冲；上肢疼痛加合谷。

5. 按语

痛风治疗一定要忌口高嘌呤食物，急性期趾尖放血疗法效果很好，如能配合清热活血的中药治疗，效果更佳。

第六节　典型病例分享

一、案一　三叉神经疼痛

张某，男，32岁，公务员，2019年11月3日9：00就诊，门诊号2019110300520。主诉：阵发性左侧面颊部及左侧头部疼痛3小时。现病史：患者自诉3小时前骑自行车吹风后，突感阵发性左侧面颊部及左侧头痛，发作时程度剧烈，出现十几秒，因疼痛而说话及张口困难，头不敢晃动，难以忍受，故来急诊就诊。刻下症：左侧阵发性头痛，微恶风寒，无发热，无头晕目眩，无出汗，无恶心呕吐，无腹泻，食欲可，大便调。既往体健，无特殊疾病史。查体：张口困难，咬合无力，左侧面颊部局部触痛。舌淡红，苔薄白，脉弦滑。西医诊断：三叉神经痛。中医诊断：头痛（风寒型）。治疗：先以针刺止痛，取穴：颊车穴，下关穴，合谷穴，头痛穴（平衡针穴位），感冒穴（平衡针穴），操作以提插捻转泻法，得气即可，不留针；方药以八味大发散（具体处方：麻黄10克，蔓荆子10克，藁本10克，细辛3克，白芷10克，川芎10克，羌活10克，防风10克，3剂，每日1剂，早晚各服药1次）。内服疏风散寒，通络止痛。患者经过针刺后，疼痛立即缓解八成，隔日回访，已经没有疼痛感觉，宣告痊愈。

按　对于急性发作的神经性头痛，排除脑血管意外后，多可以从风寒论治。八味大发散出自《眼科奇书》，原方由麻黄等八味药组成，主治外感风寒湿邪引起的目赤肿痛，兼恶寒发热，头身疼痛，现在用于眼科常见的急性结膜炎等急症。经过反复临床验证，我们发现对于风寒引起的急性神经性头痛效果非常好，对于阳虚的还可加熟附片，合麻黄附子细辛汤的方义。针刺止痛的原理主要是通过针刺外周神经靶点，在大脑中枢靶轴调控下达到病变靶位新的平衡，起效时间往往在几秒钟之间，作为我们临床常用的止痛技术。

二、案二 牙痛案

李某，女，45岁，公司职员，2019年10月7日22：00就诊，门诊号2019100710089。主诉：左侧上牙痛3天，加重2小时。现病史：患者自诉3天前因多食干果辛辣之物，开始出现左侧上牙痛，自服牛黄甲硝唑后无明显缓解，服布洛芬可以暂时缓解，但出现恶心、胃脘不适。2小时前，患者牙痛加重，难以入睡，急诊就诊。既往史：常感腰酸痛。查体：左侧下牙可见智齿，智齿周边牙龈稍微充血。舌红，苔薄黄少津，脉弦细滑。西医诊断：智齿冠周炎。中医诊断：牙痛（肾虚胃火型）。治疗：先以针刺止痛，取穴：颊车穴，牙痛穴（平衡针），合谷穴，操作以提插捻转泻法，得气即可，不留针；方药以玉女煎加减（具体处方：生石膏25克、知母8克、麦冬15克、牛膝15克、熟地黄15克、升麻8克、细辛3克，3剂，每日1剂，早晚各服药1次）。内服滋肾阴清胃火，通络止痛。患者经过针刺后，疼痛立即缓解九成，隔日回访，已经没有牙痛感觉了，继续服药巩固疗效，嘱饮食清淡。

按 该患者急诊就诊本欲看口腔科医师，无奈大多数医院夜间无口腔科医师值班，急诊值班本想为患者使用盐酸曲马多注射液肌注止痛，患者又惧怕药物的不良反应而拒绝，因此建议先使用针刺止痛，明早取配方中药内服，患者竟欣然接受。《景岳全书》中关于玉女煎的论述“水亏火盛，六脉浮洪滑大；少阴不足，阳明有余，烦热干渴，头痛牙疼，失血等证如神。”指明了方证的病机为肾虚胃火，故我们常用此方治疗此类牙痛，加升麻取其升阳散火之意。

三、案三 落枕颈痛

宋某，女，30岁，护士，2019年9月10日21：00就诊，门诊号2019091010032。主诉：右侧颈项疼痛2天，加重3小时。现病史：患者自诉2天前洗头后未吹干入睡，第二天早上起来感觉明显右侧颈项部疼痛，颈项部右侧活动明显困难。刻下症：右侧颈项部僵硬疼痛，微恶风，无明显恶寒及发热，无出汗，无鼻塞流涕，纳可，二便调。既往有颈椎病史。查体：右侧胸锁乳突肌，斜方肌僵硬，触痛明显。舌淡红，苔薄白，脉弦滑。诊断：西医诊断：落枕。中医诊断：项痹（风寒入络型）。治疗：先以针刺止痛，取穴：颈痛穴（平衡针穴），后溪穴，操作以提插捻转泻法，得气即可，不留针；方药以葛根汤加减（具体处方：葛根 50 克，麻黄 8 克，桂枝 8 克，白芍 25 克，炙甘草 15 克，生姜 15 克，大枣 25 克，川芎 15 克，3 剂，每日 1 剂，早晚各服药 1 次）。内服疏风散寒，通络止痛。患者经过针刺后，疼痛立即缓解九成，隔日回访，已经没有颈项部疼痛感觉，继续服药巩固疗效，嘱避风寒。

按　葛根汤出自《伤寒论》，根据其条文“太阳病，项背强几几，无汗，恶风者，葛根汤主之。”患者此刻的颈项部僵硬疼痛之状正切合葛根汤方证，方证相应故当有效。

四、案四　心绞痛

张某，男，52 岁，银行职员，2019 年 8 月 2 日 19：00 就诊，门诊号 2019080210023。主诉：反复左侧胸痛 1 年余，再发半小时。现病史：患者 1 年前开始，劳累后或天冷时感明显左侧胸痛，发作时服救心丸或休息或热水袋保暖可以缓解，反复发作，夜间明显。半小时前，再发胸痛，症状同前。既往史：吸烟十余年，每日 1 包。有冠心病病史。平素易感疲倦乏力，怕冷喜温，四肢偏凉。夜尿每晚 2 ~ 3 次，大便每日 1 ~ 2 次，质稀烂。食欲、睡眠一般。查体：体型稍胖，心肺听诊无异常，腹软，无压痛，四肢末端温度偏低。舌暗淡，胖大，苔白腻，边尖齿痕，脉沉弦滑。辅助检查：心电图：V1/V2/V3 导联可见 T 波倒置，较既往心电图变化不大。心肌酶谱、肌钙蛋白 T、D 二聚体均无异常。诊断：西医诊断：冠心病 心绞痛，中医诊断：胸痹（心阳不振，寒湿阻滞型）。治疗：先以针刺止痛，取穴：胸痛穴（平衡针穴），内关穴，操作以提插捻转泻法，得气即可，不留针；方药以枳实栝楼薤白桂枝汤加减（具体处方：熟附子 20 克，细辛 3 克，枳实 15 克，栝楼 25 克，薤白 30 克，桂枝 15 克，川芎 25 克，红花 15 克，炙甘草 10 克，茯苓 15 克，5 剂，每日 1 剂，早晚各服药 1 次）。内服温阳散寒，化痰祛湿，通络止痛。患者经过针刺后，疼痛立即缓解八成，隔 3 日回访，已经没有明显活动后胸痛感觉，疲倦感改善，畏寒怕冷减轻，夜尿减少，大便每日 1 次，成型。继续服药巩固疗效，嘱避风寒，禁食生冷。

按 枳实栝楼薤白桂枝汤出自《金匮要略·胸痹心痛短气病脉证并治第九》“胸痹心中痞气，气结在胸，胸满，胁下逆抢心，枳实薤白桂枝汤主之，人参汤亦主之。”方中的枳实、川厚朴开痞散结，下气除满；桂枝宣通心胸之阳，瓜蒌开胸涤痰，薤白辛温通阳散结气。我们对于心绞痛，考虑胸阳不振痰气互结之胸痹，经常使用该方。

五、案五 胆绞痛

李某，男，42 岁，厨师，2018 年 10 月 3 日 13：00 就诊，门诊号 2018100310056。主诉：右侧上腹痛 5 天，加重 2 小时。现病史：患者自诉 5 天前吃油腻食物后开始出现右上腹阵发性绞痛，时伴有恶心欲呕，口苦，纳差，心烦，夜寐不安。大便秘结，小便黄。2 小时前，午饭后再发腹痛，症状同前。既往史：体检发现胆囊结石。血脂偏高。查体：急性痛苦面容，腹型肥厚，腹肌软，右上腹触痛明显，墨菲征阳性。舌暗红，苔黄腻，脉弦滑。辅助检查：腹部彩超：胆囊结石并胆囊肿大。血常规：白细胞 13×10^9/L，中性粒细胞百分比 83%，肝功能、血淀粉酶正常。诊断：西医诊断：胆囊结石并胆囊炎；中医诊断：胁痛（肝胆湿热证）。治疗：先以针刺止痛，取穴：腹痛穴（平衡针穴），胆囊穴，足三里穴，操作以提插捻转泻法，得气即可，不留针；方药以大柴胡汤加减（具体处方：北柴胡 10 克，黄芩 15 克，大黄 15 克，枳实 15 克，法半夏 10 克，赤芍 25 克，大枣 20 克，郁金 15 克，金钱草 35 克，鸡内金 15 克，5 剂，每日 1 剂，早晚各服药 1 次）。内服疏肝利胆，清热祛湿。患者经过针刺后，疼痛立即缓解八成，隔日回访，已经没有明显右上腹疼痛感，口苦纳差减轻，大便每日 2 ~ 3 次，质稀烂。继续服药巩固疗效，嘱禁食油腻。

按 大柴胡汤出自《金匮要略·腹满寒疝宿食病脉证并治》：“按之心下满痛者，此为实也，当下之，宜大柴胡汤。”方中柴胡、黄芩和解少阳枢机，枳实、大黄疏通阳明燥结，半夏、生姜降逆止呕，白芍柔肝缓急，大枣护胃固中，切合急性腹痛实证的病机。湖南省直中医医院急诊科运用此方的经验：如合并肝胆湿热，故加郁金、金钱草；如有结石，加鸡内金、海金沙；如血瘀加桃仁、牡丹皮、三棱、莪术，如有气滞加厚朴、木香等；便秘者要重用生大黄至 25 克以上；呕吐明显，不能服药者，也可以直肠滴管。

六、案六　肾绞痛

王某，男，35 岁，医师，2020 年 2 月 20 日 9：00 就诊，门诊号 20200220112098。主诉：左侧腰腹部阵发性绞痛 3 天，加重 2 小时。现病史：患者 3 天前饮酒后开始阵发性左侧腰腹部绞胀疼痛，疼痛向小腹及会阴部放射，伴有恶心呕吐、出汗，口干、口苦、心烦，尿黄。2 小时前疼痛加重，故来急诊。既往史：间断饮酒，有左肾结石病史。查体：左肾区叩痛阳性，左侧中输尿管区压痛。舌红，苔薄黄腻，脉弦滑。辅助检查：腹部彩超：左侧输尿管上端扩张，左侧输尿管中段可见高回声结石（大小约 6×7mm），左肾周积液（约 10mm）。血常规：白细胞 10×10^9/L，中性粒细胞百分比 80%；尿常规：潜血 3+，白细胞 2+。西医诊断：输尿管结石并左肾积水。中医诊断：石淋（湿热下注）。治疗先以针刺止痛，取穴：腹痛穴（平衡针穴），承山穴，腰痛穴（平衡针穴）。操作以提插捻转泻法，得气即可，不留针；方药以自拟化石汤（具体处方：川牛膝 60 克，滑石 15 克，甘草 15 克，赤芍 25 克，金钱草 30 克，冬葵子 15 克，白茅根 30 克，3 剂，每日一剂，分三次服）。内服活血祛湿，缓解止痛。患者经过针刺后疼痛缓解八成，口服第一次中药后 1 小时，患者感觉明显小便通畅，疼痛轻微。嘱患者 20 分钟内饮水 600 毫升，并做跳绳运动。4 小时后，口服第二次中药后半小时，已经不感到腹痛了。8 小时后口服第三次中药，20 点患者自觉排尿受阻，阴茎疼痛，接着尿道口排除一粒石头后再无任何不适。复查泌尿系统彩超已经正常；尿常规提示潜血 2+，白细胞 1+。嘱继续服药 2 剂后再复查尿常规。

按　急性肾绞痛常常因为输尿管结石造成的梗阻引发，患者的疼痛剧烈，甚至哭喊，倒地打滚，诊断不难，治疗当先要止痛。大多医院或以山莨菪碱注射液肌注，或以盐酸曲马多注射液肌注，或以盐酸哌替啶注射液肌注，不是所有患者的止痛效果都好，同时也会有不想看到的不良反应出现如呕吐、口干、尿潴留、成瘾性等。针刺治疗肾绞痛在湖南省直中医医院急诊科常规开展，取腰痛穴（同侧）、腹痛穴（双侧）、足三里穴（双侧），能起到很好的解痉止痛作用，而且没有明显的不良反应，操作简单，大部分患者能够减轻六、七成的疼痛。湖南省直中医医院急诊科自拟化石汤，方中川牛膝、赤芍以利尿活血止痛，滑石、冬葵子以滑利排石，金钱草以清热祛湿排石，甘草以缓解止痛，白茅根以凉血止血，生津止渴。排石过程常见血尿、剧烈绞痛，不通则痛，必有血瘀，故而重用川牛膝，可以明显缓急疼痛，促进排石。对于年老阳虚体弱，排尿无力的患者，可以加用熟附子、乌药；对于气滞明显的可以加元胡索、小茴香。

第二章

浮针治疗技术

浮针疗法是用一次性的浮针针具在皮下层大面积扫散，通过通筋活络，激发人体自愈能力，从而达到不药而愈的目的，主要用于治疗筋脉不舒、血滞不通所导致的颈肩腰腿疼痛和一些内科、妇科杂症。浮针疗法由浮针发明人符仲华博士在1996年提出，经过多年发展与临床应用，形成了自己独特的理论体系，具有广泛的临床适应证，在急诊临床方面亦有极大优势（图2-1）。本章节编写过程中得到了浮针发明人符仲华博士的指导，特表示感谢。相关参考书籍：符仲华著《浮针医学纲要》《浮针医学概要》。

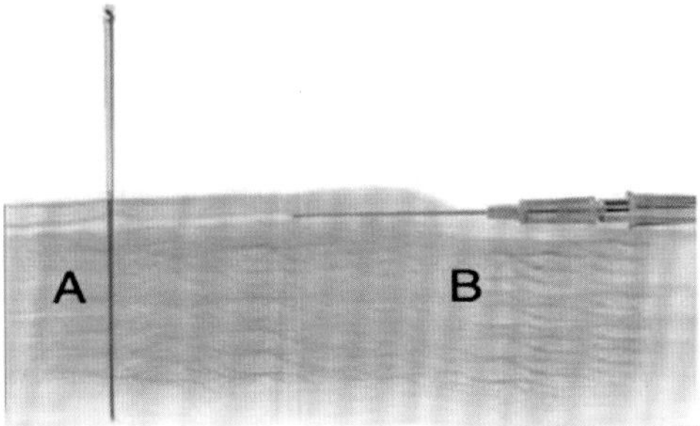

图2-1　传统针刺（A）和浮针疗法（B）作用层次

第一节 浮针的核心理论

患肌（tightened muscle）是浮针发明人符仲华博士提出的概念，其含义是：存在一个或多个肌筋膜激痛点的肌肉。也就是在运动中枢正常的情况下，当肌肉放松时，目标肌肉会全部或一部分处于紧张状态，该肌肉就叫患肌。患肌是浮针治疗的靶点。

皮下进针扫散指的是将浮针对准患肌，在患肌周围皮下组织内水平进针后，将针体左右摆动的系列动作。扫散动作是浮针疗法的鲜明特色，主要体现在：① 在患肌周围正常组织进针。② 仅在皮下组织水平进针。③ 针体仅在皮下疏松结缔组织内左右摆动。

再灌注活动（reperfusion approach）是从浮针操作过程中的辅助手法延伸而来的，是对浮针操作的重要补充。活动时针刺疗效的提高与组织缺血的改善有关，患者用力活动使得患肌向心收缩或离心收缩，患肌局部或周边的动脉压力增加，然后迅速舒张患肌，这样使得患肌血流的速度较平常大幅度增加，流经范围也进一步扩大。这种治疗方法通过患肌主动或者被动地收缩有利的改善患肌的缺血状态，促进了患肌的自我修复，因此叫作再灌注活动。

第二节 浮针疗法的特点

浮针疗法与其他非药物的外治方法比较，有其自身的特点。这些特点主要包括操作特点、疗效特点。

一、操作特点

1. 按病变部位选进针点。

2. 在病变周围进针。

3. 皮下浅刺。
4. 不要求“得气”和不做“提插捻转”。
5. 留管时间长。
6. 扫散是重要环节。

二、疗效特点

1. 取效快速，现场治疗结束即可见效。
2. 进针点少，且治疗过程无痛或微痛。
3. 安全无毒副作用。

第三节　浮针针具和操作方法

一、针具和进针器

（一）浮针的结构

浮针是复式结构，分为三部分：① 针芯。② 软套管及管座。③ 保护套管（图 2–2）。

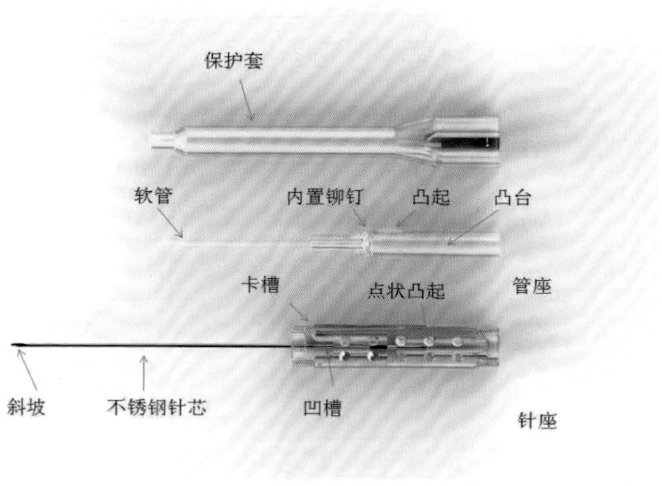

图 2-2　浮针的结构

（二）浮针进针器

进针器结构由 4 部分组成：底座、控制按钮、进针器传动杆、固定槽（图 2-3）。

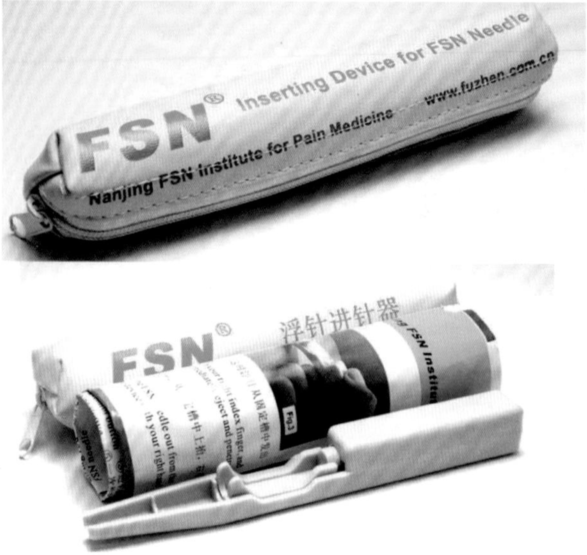

图 2-3　浮针进针器的结构

二、浮针操作方法

当明确诊断、排除禁忌证，确定是浮针的适应证后，我们就可以运用浮针进行治疗。

首先要运用浮针医学思路找到相关患肌，确定进针点。进针点选择的原则是在患肌周围，针尖对向患肌，方向不能与患肌相反。进针点选择要避开瘢痕，离开关节。尽量选择在平坦易操作的部位（图 2-4）。

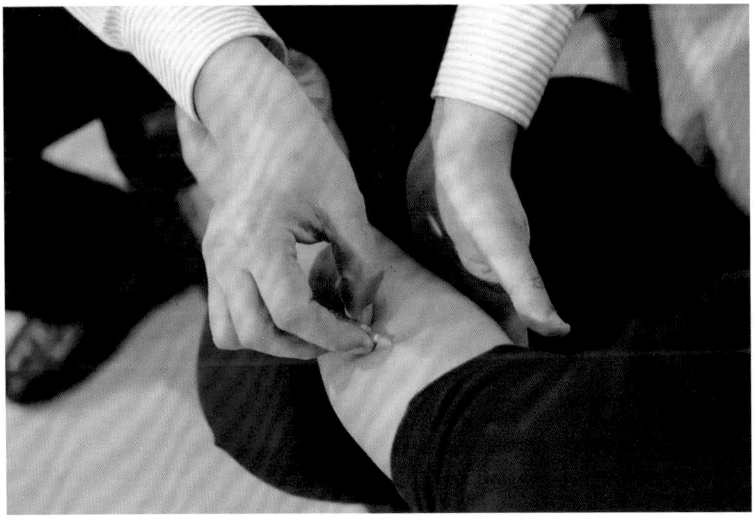

图 2-4　浮针操作示例

治疗前医师要对针具进行检查，检查包装是否破损、针尖是否锐利、软管是否有毛刺等。使用之前要先松动下软管和针芯针柄的结合，确保针座和软管座可以自由分离，在前期准备完毕后，我们就可以正式治疗了。浮针治疗的整个过程主要包括消毒和治疗两个部分。

（一）消毒

消毒包括三方面：患者被施针皮肤处，操作工具和医师的操作手。

① 患者被施针处皮肤的消毒：一般用 75% 的酒精或者碘伏，对于酒精过敏者要注

意避开过敏源。消毒方式有两种："一"字消毒法和"蚊香"式消毒法。

② 操作工具的消毒：浮针针具是一次性的，不用担心消毒的问题。

③ 操作手的消毒：每次治疗前需洗手，亦可以用免洗酒精消毒液消毒操作手。

（二）治疗

浮针治疗的操作过程包括：进针、运针、扫散、出针、留管。

① 进针：进针为浮针刺入皮下的过程。操作时进针器要和进针处皮肤呈10° ~ 15° 角，进针器前端贴紧皮肤向前稍推起，操作者左手要放于浮针针具上方以防浮针弹起，针尖进入皮下后，左手提起并固定浮针，右手持进针器后退撤出，之后左手放下浮针。如果浮针和皮肤呈一定角度，有可能针尖深入肌层，可嘱患者收缩目标肌肉，浮针会随着肌肉收缩而增加和皮肤的角度，同时患者可出现胀痛或刺痛，此时医师可将浮针后退少许，直至浮针自由倾倒卧于皮肤，肌肉收缩不会引起浮针活动和出现疼痛，说明浮针正好处于皮下疏松结缔组织，至此完成进针。

② 运针：运针指浮针从进针到扫散操作的一段过程。完成浮针进针后，针体在皮下顺势推进，在推进的过程中要注意上提，以免误入肌层。在操作过程中要尽可能避开血管，如果遇到刺痛，操作者有可能碰到了血管壁，此时只要调整角度即可。运针过程也有可能会碰到小的皮神经，一般不用担心。进针的长度一般要软管完全进入皮下为宜。在某些情况下，如果操作者怎么调整软管，患者都会出现疼痛不适，留置部分软管在皮下也可以。运针的要点概括起来主要为平稳、匀速、上提、滑进。

③ 扫散和再灌注活动：扫散是浮针操作的核心内容，运针结束后，针柄后退旋内，软管座的点状突起固定在针座的卡槽内，这时软管就可以完全把针芯包裹成棍状，然后便可以开始扫散操作。操作时右手食指中指夹持着针柄，以拇指为支点固定，食指无名指自然放在软管座和针座，均匀有节奏地做跷跷板样的扇形扫散。扫散要点为幅度大、有支点、要平稳、有节奏。在扫散的过程中要配合再灌注活动。操作者在针对患肌进行扫散的同时，根据所处理患肌的肌肉功能配合相应的再灌注活动。再灌注活动的操作要求幅度大、速度慢、次数少、间隔长、变化多。

④ 出针：经过扫散操作治疗后，患肌消除，症状消失，医师就可以出针结束治疗，出针时要外旋针座，使软管座和针座分离，拔出针芯。

⑤ 留管：治疗结束后，可把软管留在皮下一段时间，以巩固疗效。关于留管时间一般在 4 ~ 6 小时为宜。

三、注意事项

（一）治疗时的注意事项

1. 体位的注意事项

一般情况下，合适的体位有利于触摸患肌和进行治疗。如颈背部疼痛、腰背疼痛多以俯卧位进行；颈前、胸部、腹部和下肢前部的治疗多以仰卧位进行；上肢、肩部和头颈部治疗多以坐位进行；侧腹部、臀部和股外侧的治疗多以患侧在上的侧身卧位进行。

如果患者是第一次来就诊或者情绪紧张，建议卧位治疗，以避免出现晕针现象。建议患者避免空腹治疗，医师在治疗时尽可能通过提问式聊天改善患者紧张情绪。

此外，患者如果坐位时疼痛，就可以坐位时治疗；如果仰卧时症状明显，就可以仰卧位治疗；如果走路时症状明显，可以边走路边扫散治疗。这种哪个姿势不舒服就在哪个姿势下治疗，我们戏称为“引蛇出洞，浮击七寸”，这时候因为主要矛盾暴露，浮针治疗就会更有针对性。

2. 触摸患肌的注意事项

① 根据主诉，结合关节活动度评估，有针对性地触摸。

② 触摸时目标肌肉要保持放松的状态，如触摸腹部肌肉，下肢要屈曲。

③ 遇到可疑患肌时，医师可以通过变换患者的姿势和体位，触摸该肌肉的紧张感是否始终存在，如果肌肉的紧张感不随体位和姿势的改变，我们就可以高度怀疑该肌肉是否是患肌。

④ 判断高度怀疑的患肌是否是肌腱时，触摸功夫不很老道的浮针医师，可以用浮针鉴别，如果治疗后变软了的就是患肌，如果依然紧张那有可能就是肌腱。

⑤ 只有正在治疗的患肌消除，浮针的操作者才能治疗下一组患肌，切忌打一枪换一个地方。

（二）治疗后的注意事项

浮针治疗结束后要留管和交代医嘱，留管的目的就是通过软管在皮下的微扫散进一步维持治疗效果，让疗效更持久。交代医嘱的目的主要是为了避免患者长时间保持一个姿势，以消除机械性持续因子的干扰，尽可能地减少病情反复。

留管事宜

① 留管位置：留管的位置一般要选择在平坦不易活动的地方，尽可能避免在关节处留置，以免影响关节活动。

② 留管时间：一般留管 4 ~ 6 小时，或者在患者晚上洗澡睡觉前拔出。如果患者出现汗出过多，或对胶布过敏等现象可以适当减少留管时间，北方天气凉爽则可以适当延长留管时间。

③ 留管注意事项：留管时局部不要浸水或避免较多汗液浸渍，以免针孔感染，特别是免疫功能下降或糖尿病患者尤为注意；不要剧烈地运动，以免软管自行滑落，影响疗效；软管触及皮下血管，患者会出现刺痛现象，可能伴有软管内出血，这种情况出现时，可随时拔出软管，按压出血点数分钟即可，如果服用抗血小板或抗凝药如阿司匹林或华法林可以适当增加按压止血的时间。拔出软管后局部贴敷输液贴或创可贴，建议 1 小时内保持局部干燥。

第四节　浮针禁忌证

1. 感染

细菌性、化脓性、结核性等。

2. 血管破裂出血

宫外孕、黄体破裂、脾破裂、腹主动脉瘤破裂等。

3. 血管栓塞

心肌梗死、肠系膜动脉栓塞、四肢动脉栓塞等。

4. 空腔脏器穿孔

胃穿孔、小肠穿孔、阑尾穿孔等。

5. 梗阻

绞窄性肠梗阻、蒂扭转等。

6. 占位性病变

恶性肿瘤、压迫性的良性肿瘤等。

第五节　浮针的急诊临床应用

主要包括落枕、急性踝关节扭伤、急性腰扭伤、原发性痛经急性发作、急性胃痉挛、呃逆持续发作、输尿管结石等。

第六节　治疗各论

一、落枕

落枕是指入睡前无明显症状，睡眠结束后出现颈项肩及上背部急性疼痛并伴随颈部活动受限等症状。主要与枕头不合适及睡姿不佳有关。

（一）主要嫌疑肌

浮针医学认为与本病相关的主要嫌疑肌包括斜方肌、斜角肌、胸锁乳突肌、头颈夹肌、冈上肌、菱形肌、肩胛提肌等。

（二）治疗方案示例

1. 进针部位选取前臂肱桡肌段时，再灌注活动方案。

① 坐位——侧头或转头抗阻。

② 坐位——手臂外展抗阻。

2. 进针部位选取斜方肌下段时，再灌注活动方案。

① 坐位——仰头抗阻。

② 坐位——手臂外展抗阻。

3. 进针部位选取胸骨柄段时，再灌注活动方案。

① 坐位——转头抗阻。

② 坐位——深吸气低头抗阻。

（三）注意事项

颈部活动受限注意是否有寰枢关节半脱位。

二、急性踝关节扭伤（轻、中度）

踝关节扭伤多因外伤造成踝关节侧面韧带等软组织损伤，是最高发的运动损伤，约占所有运动损伤的 40%。急性踝关节扭伤多发生在外踝，伤后出现外踝疼痛、肿胀、局部皮肤温度升高，踝关节活动受限不能正常负重和行走。

根据韧带损伤程度和临床症状分为三级。

1. 轻度：韧带受到拉扯，造成轻微损伤或无损伤，踝关节相对稳定，局部肿胀，但无功能丧失或关节的不稳。

2. 中度：韧带部分撕裂，踝关节不稳定，关节周围有中等程度肿胀、压痛，轮廓模糊，静息时踝部也感疼痛，部分关节活动度以及稳定性降低。

3. 重度：韧带完全断裂，疼痛剧烈，局部出血，皮肤呈紫褐色，关节轮廓模糊不清，踝关节不稳定，关节活动度以及稳定性明显丧失。

（一）主要嫌疑肌

浮针医学认为与本病相关的主要嫌疑肌包括腓肠肌、比目鱼肌、腓骨长肌、腓骨短肌、胫骨前肌、趾长伸肌等。

（二）治疗方案示例

1. 进针部位选取腓骨长肌上段时，再灌注活动方案。

① 仰卧位——踝关节背伸抗阻。

② 仰卧位——踝关节外翻抗阻。

2. 进针部位选取腓肠肌内侧头上段时，再灌注活动方案。

踝关节内翻抗阻。

（三）注意事项

1. 如局部红肿明显一般建议 12 小时后选择浮针治疗，浮针的进针点不可以选择疼痛区域，也不可在红肿区域内，不然治疗非但无效，进针部位还会剧烈刺痛。

2. 治疗后 10 ～ 20 天内，尽量制动休息，少走路，尤其不能穿着高跟鞋走路。

三、急性腰扭伤

急性腰扭伤是指突然扭闪或过度牵拉等因外力导致腰部肌肉、韧带、筋膜、关节囊或滑膜等软组织损伤。患者典型症状为腰部剧烈疼痛，伴有腰部活动功能受限的一种病症。

（一）主要嫌疑肌

浮针医学认为与本病相关的主要嫌疑肌包括腰方肌、竖脊肌、髂腰肌、腹外斜肌、臀中肌、腓骨长肌等。

（二）治疗方案示例

1. 进针部位选取腓肠肌下段时，再灌注活动方案。

① 俯卧位——足跖屈抗阻。

② 俯卧位——下肢抬高抗阻。

2. 进针部位选取腹外斜肌外侧段时，再灌注活动方案。

仰卧位——屈膝屈髋抗阻。

（三）注意事项

浮针治疗后建议休息仍以卧床为主，近期注意减少活动量。

四、原发性痛经急性发作

原发性痛经即功能性痛经，指月经期疼痛，常呈痉挛性，集中在下腹部。其他症状包括头痛乏力、头晕、恶心呕吐、腹泻、腰腿痛，是年轻女性十分常见的病症。

（一）主要嫌疑肌

浮针医学认为与本病相关的主要嫌疑肌包括腹直肌下段、腰大肌、腹斜肌、股内收肌群、臀大肌等。

（二）治疗方案示例

1. 进针部位选取腹直肌下段时，再灌注活动方案。

① 仰卧位——双下肢抬高抗阻。

② 仰卧位——屈髋屈膝抗阻。

2. 进针部位选取股内侧肌群段时，再灌注活动方案。

① 仰卧位——内收髋关节抗阻。

② 仰卧位——“4”字试验内收髋关节抗阻。

（三）注意事项

① 浮针治疗后如即刻有排出月经血块现象，效果更佳。

② 经期避免寒冷刺激。

五、急性胃痉挛

胃痉挛即胃部肌肉抽搐，是胃呈现的一种强烈收缩状态，多由神经功能性异常导致，亦可因胃器质性疾病引起，主要表现为上腹痛、呕吐等。

（一）主要嫌疑肌

浮针医学认为与本病相关的主要嫌疑肌包括腹直肌、腹斜肌、膈肌、竖脊肌、髂腰肌等。

（二）治疗方案示例

1. 进针部位选取腹直肌上段（双侧），再灌注活动方案。

① 仰卧位——抬双下肢抗阻。

② 仰卧位——屈髋抗阻。

③ 仰卧位——腹部鼓气抗阻。

④ 仰卧位——左右旋转躯干抗阻。

2. 进针部位选取胫骨前肌中上段附近，再灌注活动方案。

① 仰卧位——卷腹动作抗阻。

② 仰卧位——腹部鼓气抗阻。

③ 仰卧位——患者全身用力绷紧，踝关节背伸抗阻。

另：在治疗时也可以选取本进针点，配合深呼吸吹气球、仰卧伸膝抬腿高抗阻再灌注治疗方案。

3. 进针部位选取腹横肌附近，再灌注活动方案。

① 仰卧位——吹气球。

② 仰卧位——卷腹动作抗阻。

4. 进针部位选取上肢内侧，再灌注活动方案。

仰卧位——双脚抬高抗阻。

（三）注意事项

胃痉挛本身是一种症状，如果常出现胃痉挛，应注意寻找原因，从根源上医治。

六、呃逆持续发作

呃逆即打嗝，是膈肌和肋间肌等辅助呼吸肌肉不随意性挛缩，伴吸气时声门突然闭锁，空气迅速流入气管内，而发出特异性声音。呃逆频繁或持续 24h 以上，称为呃逆持续发作。

（一）主要嫌疑肌

浮针医学认为本病的主要嫌疑肌包括膈肌、中段竖脊肌、上段腹直肌、肋间肌以及其他呼吸肌等。

（二）治疗方案示例

1. 进针部位选取腹直肌下段，再灌注活动方案。

① 仰卧位——腹部鼓气抗阻。

② 仰卧位——卷腹动作抗阻。

2. 进针部位选取腹部沿肋弓处，再灌注活动方案。

仰卧位——吹气球。

3. 进针部位选取竖脊肌下段，再灌注活动方案。

俯卧位——飞燕动作抗阻。

另：在治疗时也可以选取本进针点，配合下肢高抗阻，抬臀抗阻，仰头抗阻等再灌注治疗方案。

4. 进针部位选取竖脊肌上段，再灌注活动方案。

① 俯卧位——下肢抬高抗阻。

② 俯卧位——臀部拱抬抗阻。

（三）注意事项

1. 健康人也可发生一过性呃逆，多与饮食有关，特别在饮食过快、过饱，摄入很热或冷的食物饮料，以及外界温度变化剧烈或者过度吸烟时可引起此症。因此对于本病的治疗需要清淡饮食，忌吃生冷、辛辣之物。

2. 畅情志，避免暴怒等不良情志刺激。

3. 注意腹部及相关部位的保暖。

4. 呃逆持续发作需注意进一步检查以排除某些继发性因素。

七、输尿管结石

输尿管结石大部分是由于肾结石下降，排入输尿管所致，极少数原发于输尿管，除非输尿管本身存在畸形、梗阻等病变。患者典型症状为间歇性腰背部绞痛，有些患者表现为血尿、尿频、尿急、尿痛及突发无尿等症状。

（一）主要嫌疑肌

浮针医学认为与本病相关的主要嫌疑肌包括腹直肌、腹斜肌、内收肌、竖脊肌下段、胫骨前肌等。

（二）治疗方案示例

1. 进针部位选取腹直肌上外侧段时，再灌注活动方案。

① 仰卧位——抱头做仰卧起坐抗阻。

② 仰卧位——腹部鼓气抗阻。

③ 仰卧位——左右旋转躯干抗阻。

2. 进针部位选取大腿内收肌群中下段时，再灌注活动方案。

① 仰卧位——内收髋关节抗阻。

② 仰卧位——“4”字试验内收髋关节抗阻。

3. 进针部位选取竖脊肌下段时，再灌注活动方案。

俯卧位——飞燕动作抗阻。

（三）注意事项

1. 临床症状解除后仍需多饮水，适度进行跳跃运动。

2. 结石过大或其他原因无法排出时仍需专科进一步治疗。

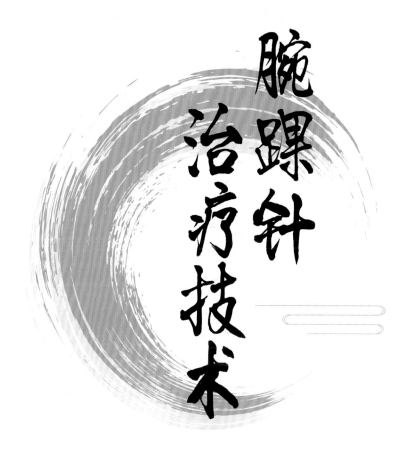

第三章

腕踝针治疗技术

腕踝针治疗是指在特定的腕踝部选取进针点，使用毫针循肢体纵轴沿真皮下刺入到一定的长度以治疗疾病。腕踝针理论的雏形早在《素问·皮部论》中就有记载：“凡十二经络者，皮之部也”。而腕踝针疗法的正式出现是在20世纪60年代由张心曙教授在电刺激疗法里治疗神经症的经验基础上，以生物进化、胚胎发育、传统经络学说、耳针、穴位及针刺法等为理论基础，从实践中逐步发展起来。延续了传统针刺疏经通络，通调气血的效应机制，对疼痛类疾病具有镇痛优势。腕踝针的急诊临床应用包括落枕、肩周炎、肾绞痛、腰痛、外踝扭伤、急性腰扭伤、急性咽喉炎等。

第一节　腕踝针的分区

一、头顶和躯干的分区

头顶、躯干以前后正中线为界，将身体两侧由前向后各部分为6个纵行带状的区域。

1区：沿前正线两侧，包括额部、眼、鼻、舌、咽喉、气管、食管、心脏以及上、中、下腹部和会阴部。

2区：身体前面的两旁，包括颞部、面颊、后牙、下颌部、甲状腺、乳部、肺、肝胆（右）和侧腹部。

3区：身体前面的外缘，包括沿耳郭前缘和腋前的狭小垂直区域。

4区：身体前后面交界处，包括头项、耳以及从腋窝顶垂直向下的区域。

5区：身体后面的两旁，与前面的2区相对，包括头、项的后外侧部，肩胛区等。

6区：沿后中线两侧的区域，与前面的1区相对，包括后头部、枕颈部、脊柱与椎旁、骶尾部、肛门等。

二、四肢的分区

以臂干线和股干线为四肢的躯干的分界。当两侧的上下肢处于内面向前的外旋位置，也就是使四肢的阴阳面和躯干的阴阳面处在同一方向中并互相靠拢时，以靠拢处出现的缝为分界，在前面的相当于前中线，在后面的相当于后中线，划分与躯干相仿。

第二节　选点及主治

一、腕部进针点及主治

腕部进针点共6个，约在腕横纹上二横指（相当于内关、外关穴）一圈内。从掌面尺侧起直到桡侧起到尺侧，依次顺序为上1、上2、上3、上4、上5、上6。每一点治疗同一区的病症（图3-1）。

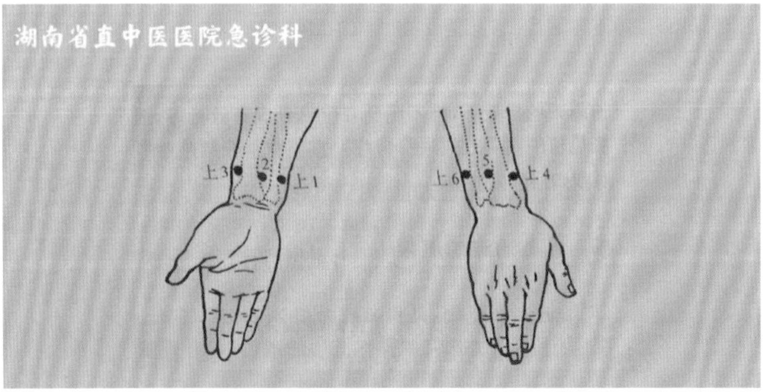

图3-1　腕踝针腕部进针点

上1：在小指侧的尺骨缘前方，用拇指端按压的最凹陷处。

主治前额部头痛、眼病、鼻病、三叉神经痛、面肿、前牙痛、流涎、咽炎、气管炎、恶心、呕吐、心脏病、高血压、眩晕、盗汗、寒战、失眠、癔症、荨麻疹、皮肤瘙痒症等。

上2：在腕前面的中央，掌长肌腱与桡侧腕屈肌腱之间，即"内关穴"部位。

主治颞前部痛、后牙痛、腮腺炎、颌下肿痛、胸痛、胸闷、回乳、哮喘、手掌心痛、指端麻木等。

上3：靠桡动脉的外侧，主治高血压、胸痛。

上 4：手心向内，在拇指侧的桡骨缘上。

主治头顶痛、耳痛、耳鸣、耳聋、下颌关节功能紊乱、肩周炎（肩关节前部痛）、胸痛。

上 5：腕背面的中央，即“外关穴”的部位。

主治颞后部痛、落枕、肩痛、肩周炎（肩关节外侧部痛）、上肢感觉障碍（麻木、过敏）、上肢运动障碍（瘫痪、肢颤、指颤、舞蹈症）、肘关节痛、腕和指关节痛、手部冻疮等。

上 6：小指侧尺骨缘背。

主治病症，如后头痛、枕项痛、脊柱（颈胸段）痛。

二、踝部进针点及主治

踝部进针点共 6 个，约在内、外踝高点上三横指（相当于悬钟、三阴交穴）一周处。从跟腿内侧起向前转至外侧跟腿，依次为下 1、下 2、下 3、下 4、下 5、下 6。每一点治疗同一区的病症（图 3–2）。

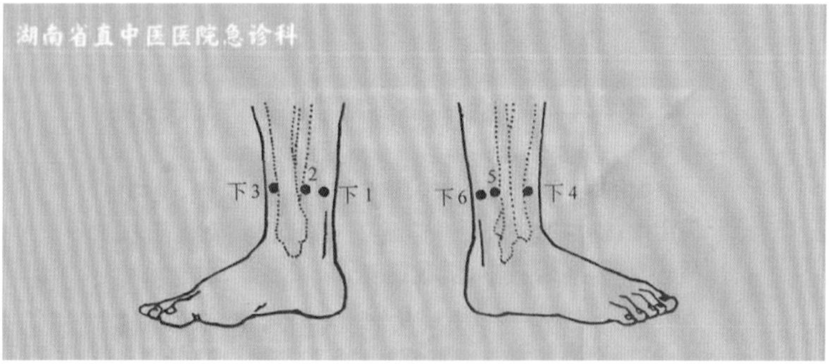

图 3–2　腕踝针踝部进针点

下 1：靠跟腱内缘：主治上腹部胀痛，脐周围痛、急性肠炎、痛经、白带多、遗尿、阴部瘙痒症、足跟痛等。

下 2：在内侧面，靠胫骨后缘。主治肝区痛、少腹痛、过敏性肠炎等。

下 3：胫骨前缘向内一横指处，主治膝关节（内缘）痛等。

下 4：胫骨前缘与腓骨前缘的中点，主治股四头肌酸痛、膝关节痛、下肢感觉障碍（麻木、过敏）、下肢运动障碍（瘫痪、肢颤、舞蹈病）、趾关节痛等。

下 5：在外侧面，靠腓骨后缘。主治关节痛、踝关节扭伤等。

下 6：靠跟腱外缘。主治急性腰扭伤、腰肌劳损、骶髂关节痛、坐骨神经痛、腓肠肌痛、脚前掌痛等。

查明了症状在身体的区域后，就可在踝部和腕部选取同一区的进针点。以胸骨末端和两侧肋弓的交接处为中心，划一条环绕身体的水平线称横线，相当于横膈的位置。横线以上的病症针腕部，横线以下的病症针踝部。一般来说，1 区的病症针上 1、下 1，2 区的病症针上 2、下 2，余类推；左侧病者针左侧，右侧病者针右侧；各症状同时存时，如其中有痛，可首先根据疼痛所在的区选取进针点。

第三节　腕踝针的操作规范

一、用物准备

治疗盘、毫针、皮肤消毒剂、一次性无菌敷贴、污物杯、快速手消、必要时备毛毯、屏风、垫枕。

二、操作方法

1. 选穴配方：横隔线以上的病症选腕部穴点，横隔线以下的病症选踝部穴点。如病症跨上下两分区，可同时取上、下穴区，如偏瘫可取上 5 和下 4 组方。难以确定部位区域跨向的疾病，如失眠，可取左右两侧穴区。可按每穴的主治具体选配。

2. 针法：一般用 30 号 1.5 寸毫针。体位不限，针踝部穴区，以卧位为佳。常规消毒后，左手拇、食（示）指绷紧皮肤，右手拇指在下，食（示）、中指在上夹持针柄，针与皮肤成 30 度角，快速进入皮下。然后轻捻针柄，使针体贴着皮肤浅层行进，以针下有松软感为宜。

3. 患者如有酸、麻、沉、胀、痛等感觉，说明进针过深，宜将针退出，使针尖在皮下，重新平刺入更表浅处。总之，不可出现得气感。

4. 进针长度为 1.4 寸，进针方向以朝病端为原则，如病症在指或趾，针尖朝下；如在头面腰膝，针尖朝上。刚开始进针时，局部可稍感疼痛，待刺入后，应立即消失。进针完毕，放开持针手指，针应自然垂倒并贴近皮肤。

5. 腕踝针一般留针 30 分钟，不做提插捻转，隔日 1 次，急性病亦可每日 1 次，10 次为一疗程。

第四节　腕踝针的注意事项

应注意的是，如穴区有较粗血管或进针疼痛明显者，可适当移动进针点位置，移点时，应沿纵线方向移，而不能向两旁移。

第五节　典型病例

陈某，女，32 岁。因感冒出现发热、头痛、鼻塞，1 天后出现咽喉肿痛不适，经静脉滴注后感冒治愈，但咽喉肿痛虽减轻仍未痊愈。刻诊：咽喉肿痛不适，声音微有嘶哑，咽干痒口渴，不欲多饮，饮食时咽喉疼痛加重，二便正常，舌红少苔，脉细微数。中医诊断：乳蛾。予针刺上 1，每日 1 次：次日自觉好转，共治疗 8 次，诸症消失。

参考文献

［1］张心曙，凌昌全，周庆辉．实用腕踝针疗法［M］．北京：人民卫生出版社，2002.
［2］兰蕾，张国山．腕踝针疗法［M］．2 版．北京：中国医药科技出版社，2012.

第四章 穴位注射疗法

穴位注射又称水针疗法，是中西医并重的一种新疗法，它是根据所患疾病，按照穴位的治疗作用和药物的药理作用，选用相应的腧穴和药物，将药液注入腧穴内，以充分发挥腧穴和药物对疾病的综合作用，从而达到治疗疾病目的的一种方法。水针疗法20世纪50年代初期才形成。在封闭疗法的广泛应用中，开始将封闭与针灸疗法结合起来用于临床，被称为“孔穴封闭”，经临床观察二者结合应用对某些病症较单纯使用效果为佳。20世纪50年代中期一些单位开始对“孔穴封闭”疗法进行初步整理并加以报道，其后此疗法被临床广泛采用，所用药物亦多样化，把中西药物中适宜肌肉注射的大部分注射液，也扩充进去，注射的部位及临床治疗的病症也日益增多，使用范围涉及内科、外科、妇科、儿科、五官科等临床各科。穴位注射疗法可使气感增强，作用时间延长，用药量小，更有效的减少了药物的积蓄和毒副作用。又可反复使用，在临床中以其明显的疗效、简便易行的方法被广泛应用。

第一节 作用及机理

穴位注射技术是以中医基本理论为指导，以激发经络、穴位的治疗作用，结合现代医药学中的药理作用和注射方法而形成的一种独特疗法。使用时，将注射针刺入穴位后，运用提插手法，使其得气，抽吸无回血后再将药液缓慢注入穴位，从而起到穴位、针刺、药物三者结合的作用。一方面针刺和药物作用直接刺激了经络线上的穴位，产生一定疗效，另一方面穴位注射后，药物在穴位处存留的时间较长，故可增强与延长穴位的治疗效能，并使之沿经络循行以疏通经气直达相应的病理组织器官，充分发挥穴位和药物的共同治疗作用，再有药物对穴位的作用亦可通过神经—内分泌—免疫系统作用于机体，激发人体的抗病能力，产生更大的疗效。具体分述如下：

一、止痛作用

大量的临床资料和实验结果证实，穴位注射与针刺一样，可以兴奋多种感受器，产生针感信号，通过不同的途径到达脊髓和脑，产生诱发电位，这种诱发电位可以有明显的抑制作用。因局部刺激信号进入中枢后，可以激发许多神经元的活动，释放出多种神经介质，其中5-羟色胺、内源性吗啡物质的释放起到了止痛作用。

二、防御作用

穴位注射可以增强体质，预防疾病，主要是与其针刺可以激发体内的防御机制有关。免疫是机体识别和清除外来抗原物质和自身变形物质，以维持机体内环境相对恒定所产生的一系列保护性反应。

三、双向调整作用

研究者发现，不同经穴对不同药物反应性不同，经穴有辨别接受化学性刺激的性质，或者说穴位组织对注射药物有一定的辨识作用，这正是药物的归经理论表现所在。在穴位注入有相对特异性的药物，这种药物的性味与此经穴具有特殊的亲和作用，即归于此经，就能显著地加强穴位药物的效应；相反，如果注射进入的药物被识别为不利于机体时，穴位组织能够减弱或者纠正这种不良效应。穴位注射当以经络为载体，把药物运送到相应区域或部位，从而发挥药物和经穴的双向作用，使药效得到加强，并且更迅速、持久。明显药效的发生与发展有经络功能的参与和协同，有一定的循经性，遵循经穴—脏腑相关原理。

四、穴效药效“叠加效应”

现代研究表明，穴位注射疗法可以在小剂量的情况下，在短时间内产生大剂量静脉注射等强度或者更强的药效。尤其是穴位主治作用与药物药理作用相一致时，表现出最强的穴效药效，具有穴效药效“叠加效应”。穴位药效既具有药物原有药效学特性，又见效快，在未吸收或未达有效血药浓度前即产生强大的药效，且该药效可与无吸收过程的静脉注射相同甚至更好。这种既快速又强大的初始药效与血药浓度无明显相关，也与神经系统的完整性无明显关系，说明穴位注射药效与经络参与有关，从穴位药效的特征中探索经穴的本质是经络研究的一个新的突破口。穴位注射作用包括针刺样作用、药物循经作用、药物与腧穴相互作用等，对其机制的研究应当继续深入。

第二节　操作规范

一、术前评估

1. 当前主要症状、临床表现、既往史及药物过敏史。
2. 穴位注射部位的局部皮肤情况。
3. 对疼痛的耐受程度。
4. 心理状况。

二、物品准备

治疗盘、遵医嘱配置药液、无菌注射器及针头、砂轮、皮肤消毒液、镊子、棉签等。

针具：根据使用药物的剂量大小及针刺的深浅，选用不同规格的注射器和针头，经常规消毒即可使用。一般可使用 1mL、2mL、5mL 注射器，若肌肉肥厚部位可使用 10mL、20mL 注射器。针头可选用 5 ~ 7 号普通注射针头、牙科用 5 号长针头，以及封闭用的长针头。

常用药液：穴位注射法的常用药液有三类。

中草药制剂：如复方当归注射液、丹参注射液、川芎嗪注射液、天麻素注射液、柴胡注射液等。

维生素类制剂：如维生素 B_1、B_6、B_{12} 注射液，维生素 C 注射液等。

其他常用药物：5% ~ 10% 葡萄糖、0.9% 生理盐水、注射用水、甲氧氯普胺、黄体酮、山莨菪碱、间苯三酚、利多卡因、异丙嗪等。

三、选穴处方

一般可根据针灸治疗时的处方原则辨证取穴，局部取穴则选用压痛点、皮下结节、条索状物等阳性反应点进行治疗。选穴宜精练，以 1 ~ 2 个穴为妥，最多不超过 4 个穴，并宜选取肌肉比较丰富的部位进行穴位注射。急诊常用足三里、阳陵泉、承山穴。

四、操作程序

根据所选穴位的部位不同及用药剂量的差异，选择比较合适的注射器及针头。局部常规消毒，用无痛进针法刺入穴位，然后慢慢推进或上下提插，待针下有“得气”感后，回抽一下，若回抽无血，即可将药推入。

五、针刺的角度和深度

根据穴位所在部位与病变组织的不同要求，决定针刺角度和注射的深浅。如头面及四肢远端等皮肉浅薄处的穴位多浅刺，而腰部和四肢肌肉丰厚部位的穴位可深刺。三叉神经痛于面部有触痛点，可在皮内注射成一“皮丘”；腰肌劳损的部位多较深，故宜适当深刺注射。

六、药物剂量

穴位注射的用药剂量差异较大，决定于注射部位及药物的性质和浓度。一般耳穴每穴注射0.1mL，面部每穴注射0.3 ~ 0.5mL，四肢部每穴注射1 ~ 2mL，胸背部每穴注射0.5 ~ 1mL，腰臀部每穴注射2 ~ 5mL。5% ~ 10%葡萄糖每次可注射10 ~ 20mL，而刺激性较大的药物（如乙醇）和特异性药物（如曲马多、山莨菪碱、甲氧氯普胺等）一般用量较小，即所谓小剂量穴位注射，每次用量多为常规量的1/10 ~ 1/3。中药注射液的穴位注射常规剂量为1 ~ 2mL。

第三节　注意事项

1. 严格遵守无菌操作，防止感染。

2. 注意药物的性能、药理作用、剂量、禁忌及毒副作用。凡能引起过敏的药物，如青霉素、链霉素、普鲁卡因等，必须常规皮试，皮试阳性者不可应用。不良反应较严重的药物，使用时应谨慎。某些中草药制剂有时也可能有反应，应用时也应注意。

3. 使用穴位注射法前，应注意药物的有效期，不要使用过期药物。并注意检查药液有无沉淀变质等情况，如已变质即应停止使用。

4. 药物不宜注入关节腔、血管内和脊髓腔。若药物误入关节腔，可致关节红肿、发热、疼痛；误入脊髓腔，有损伤脊髓的可能，严重者可导致瘫痪。

5. 在主要神经干通过的部位作穴位注射时，应注意避开神经干，以免损伤神经。如针尖触到神经干，有触电样感觉，应及时退针，更不可盲目地反复提插。

6. 内有重要脏器的部位不宜针刺过深，以免刺伤内脏。

7. 年老体弱及初次接受治疗者，最好取卧位，注射部位不宜过多，药量也可酌情减少，以免晕针。孕妇的下腹部、腰骶部及合谷、三阴交等穴，不宜作穴位注射，以免引起流产。

第四节　急诊临床应用

一、眩晕（颈性眩晕）

眩晕主要是因颈椎及其有关组织的结构产生功能性或器质性变化而引起的一组症状。中医认为颈性眩晕是因经脉空虚，经气不足，气血不能上荣清窍，脑失所养而致。按照 1994 年国家中医药管理局颁布的《中医病证诊断疗效标准》进行诊断。

1. 治则治法

补虚泻实，调整阴阳。

2. 操作方法

取穴：风池、颈部华佗夹脊穴。患者取侧卧位，以天麻素注射液 2mL。取 10mL 注射器，配 5 号针头，吸取上述药液，充分混匀后，依据患者病情每次选 1 ～ 2 个穴位，常规消毒后，快速刺入所取穴位皮下，缓慢进针 15 ～ 25mm 左右，有酸胀得气感后，回抽无血，缓慢注入药液 1 ～ 1.5mL，每日 1 次，10 次为 1 个疗程，共治疗 2 个疗程。疗程间隔 5 天。

二、呃逆（膈肌痉挛）

呃逆是气逆上冲喉间，呃呃连声，气短而频，令人不能自制为主症的病症。本病为饮食不节、情志不畅、肝气犯胃或脾虚痰浊中阻等原因致胃气上逆胸膈，气机逆乱所致，参照国家中医药管理局 1994 年颁布的《中医病症诊断疗效标准》进行诊断。

1. 治则治法

理气和胃，降逆止呃。

2. 操作方法

患者平卧，取双侧足三里穴，用 5mL 无菌注射器抽取甲氧氯普胺注射液 10mg、维生素 B_1 注射液 100mg，常规消毒皮肤后，快速刺入足三里穴 20 ~ 30mm，回抽无血即可注射，每侧足三里穴各注射 1.5mL，每日 1 次，3 次为一疗程。

三、泄泻病（急性胃肠炎）

泄泻病，主要由于感受外邪，饮食所伤，情志失调，脾胃虚弱，命门火衰等病因导致脾虚湿盛，脾失健运，大小肠传化失常，升降失调，清浊不分，而成泄泻。临床表现以大便清稀为临床特征，或大便次数增多，粪质清稀；或便次不多，但粪质清稀，甚至如水状，多伴有呕吐及腹痛等。本病按照1994年国家中医药管理局颁布的《中医病证诊断疗效标准》进行诊断。

1. 治则治法

急则治标，止呕、解痉止痛。

2. 操作方法

取穴：足三里。

药物：甲氧氯普胺注射液、山莨菪碱注射液。

操作：先按常规消毒所选用的穴位，用两个 5mL 的注射器分别抽取甲氧氯普胺注射液 1mL、山莨菪碱 1mL，然后刺入所选的穴位，当患者“得气”后再回抽，未见回血才能推注药液，每次每个穴位注射 1mL 左右。

四、石淋病（泌尿系结石）

本病主要是由于肾盂或输尿管的急性梗阻而引起阻塞部以上急性积水，肾盂内压力增高，导致肾内前列腺素 E2 释放，从而引起肾盂输尿管痉挛，给患者带来痛苦。本病认为是湿热下注，蕴结膀胱而导致。按照1994年国家中医药管理局颁布的《中医病证诊断疗效标准》进行诊断。

1. 治则治法

急则治标，解痉止痛。

2. 操作方法

患者取俯伏坐位。将山莨菪碱1mL或黄体酮1mL，用5mL注射器抽取上液，采用长5号注射针头，在患者双侧足三里或承山穴部位垂直进针，缓慢进针15 ~ 25mm左右，有酸胀得气感后，回抽无血，每处注射剂量分别为1mL。

第五节　典型病例

一、泌尿系结石案例

左某，男，45岁。主诉：右侧腰肋部疼痛4小时。恶心欲呕，排尿困难。体检：T 36.2℃，P 56次/分，R 20次/分，BP 136/93mmHg。右肾区叩击痛阳性。腹部彩超：右肾积水，右侧输尿管上段扩张。血常规：白细胞数$12.25 \times 10^9/L$，中性粒细胞绝对值$8.72 \times 10^9/L$；CRP、D-二聚体结果正常。考虑右输尿管结石，予双氯芬酸钠塞肛、黄体酮注射液穴位注射，治疗后腰痛明显缓解，活动已无大碍。

二、呕吐案例

周某，女，39岁。主诉：呕吐6小时。6小时前无明显诱因出现恶心呕吐，呕吐胃内容物3 ~ 4次，无腹泻。查体：T 36.3℃，P 70次/分，R 20次/分，BP 127/85mmHg。剑突下轻压痛。化验：血常规：白细胞数$9.94 \times 10^9/L$，中性粒细胞比例

80.60%，血红蛋白浓度 111g/L；D- 二聚体、电解质、血淀粉酶、尿常规结果正常。考虑急性胃炎。予甲氧氯普胺注射液穴位注射，配合泮托拉唑口服治疗。用药当晚症状即感明显缓解。

第六节　中医穴位注射操作评分细则（表 4-1）

表 4-1　中医穴位注射操作评分细则

［适应证］ 适应范围很广，凡是针灸治疗的适应证大部分可采用本法，如痹症、腰腿痛等。

总分：100 分

项目	考核内容	分值	评分要求
评估 10 分	1. 核对医嘱、治疗卡、床号、姓名、药物。 2. 评估患者 ① 患者体质及注射处皮肤情况； ② 患者既往病史，目前症状，发病部位及相关因素； ③ 患者心理状态和对治疗疾病的信心。 3. 评估环境 清洁舒适，光线充足，温度适宜，符合无菌操作要求。	3 5 2	一项未核对或核对不准确扣 2 分，扣完为止。 一项未评估扣 1 分，扣完为止。 一项不合要求扣 1 分，扣完为止。
计划 20 分	1. 预期目标 患者各种适应性病证，如胃脘痛、泄泻、风寒痹痛、疮疡久溃不敛，月经不调等临床症状解除或缓解。 2. 准备 （1）操作者自身准备　衣、帽、鞋、口罩穿戴整齐，修剪指甲，洗手。 （2）用物准备　治疗盘，无菌持物钳，皮肤消毒剂，无菌注射器及针头，无菌棉签，无菌纱布，无菌巾包，药液，砂轮，弯盘。	2 4 4	回答漏一项扣 1 分，回答不完整酌情扣 1 ~ 1.5 分。 前 5 项不到位每项扣 1 分，未洗手或洗手方法不正确扣 2 分，扣完为止。 每缺一项扣 1 分，扣完为止。

（续表）

项目	考核内容	分值	评分要求
计划 20分	（3）患者准备 缓解紧张情绪，进食。取合理体位。	2	一项不合要求扣1分，扣完为止。
	（4）检查用物： ① 药物、消毒剂及无菌物品在有效期内，安瓿无裂缝、无沉淀、无浑浊、无絮状物。无菌纱布罐、无菌持物钳、消毒剂在有效期内，指示胶带已变色。注射器在有效期内，包装无破损无漏气。铺无菌盘，记录铺盘时间。	6	检查用物漏一项扣1分，铺无菌盘错误扣3分，未记录铺盘时间扣3分，扣完为止。违反无菌操作原则全扣。
	② 抽吸药液：再次查对药物，消毒安瓿，砂轮锯安瓿痕，拭去玻璃碎屑，用无菌纱布包好折断安瓿，无菌注射器，抽吸好药液，排尽空气，置无菌盘内。	2	一项不合要求及违反无菌操作原则全扣。
实施 55分	1. 用物带至床旁，查对治疗卡、床头卡、床号、姓名，与患者解释交流。	5	一项不合要求扣1分，未与患者解释交流全扣。解释交流不到位酌情扣1～4分。
	2. 协助患者松解衣着，按注射部位取合适体位，注意保暖。	6	一项不合要求扣2分。
	3. 根据医嘱确定注射穴位，常规消毒局部皮肤。	8	一项不合要求扣4分，选穴不正确全，扣完为止。
	4. 术者手持注射器排除空气，另一手绷紧患者皮肤，针尖对准穴位迅速刺入皮下，用针刺手法将针身刺至一定深度，并上下提插，得气后若回抽无血，即将药液缓慢注入。如所用药量较多，可推入部分药液后，将针头稍微提起再注入余药。	20	程序不正确扣10分，违反无菌操作原则扣10分，未得气扣10分，其余一项不符合要求扣2分，扣完为止。
	5. 在注射过程中，密切观察患者病情，有无晕针、弯针、折针、药物过敏反应等情况，出现意外紧急处理。	5	未及时观察患者病情或患者出现意外未紧急处理全扣。

（续表）

项目	考核内容	分值	评分要求
实施 55 分	6. 注射完毕快速拔针，用无菌干棉签按压针孔，再次核对。 7. 协助患者整理衣着，置舒适体位，整理床单位，清理用物，做好记录。	5 6	一项不合要求扣 2 分，扣完为止。 一项不合要求扣 2 分，未记录或记录错误扣 5 分，扣完为止。
评价 10 分	1. 患者 体位合适，症状改善，无不良反应。 2. 护士 取穴正确，药物剂量准确，操作熟练，坚持查对制度，无菌观念强。	5 5	一项不合要求扣 2 分，扣完为止。 一项不合要求扣 1 分。
提问 5 分	提问注意事项及意外情况的处理。	5	酌情扣分。

[注意事项]

1. 注意药物的配伍禁忌、不良反应和变态反应，不良反应大的药物慎用，凡引起变态反应药物，必须先做过敏试验。

2. 每穴注入药量一般为 1 ～ 2mL，头面等表浅处为 0.3 ～ 0.5mL，四肢及肌肉丰厚处可达 5 ～ 20mL。

3. 注意不要将药液注入关节腔、脊髓腔、血管内。

4. 进针后如患者有触电感，必须退针改换角度后再推药，以免损伤神经。

5. 操作前应检查注射器有无漏气，针头是否有钩等情况。凡使用过的针具等物，应先浸泡后，再送供应室灭菌处理。

6. 患者疲乏、饥饿或精神高度紧张时慎用，局部皮肤有感染，疤痕或有出血倾向及高度水肿者禁用。

参考文献

[1] 阮英 . 胸腺肽穴位注射联合除疟汤治疗跖疣临床观察 [D]. 武汉：湖北中医药大学，2007。

[2] 苗彦霞，邢玉瑞，邢芳瑞 . 水针疗法治百病 [M]. 北京：人民军医出版社 .2004：

77–78.

[3] 黎灵 . 穴位注射治疗头痛病的疗效观察与护理 [J]. 中国医学创新 .2012（8）.150–151.

[4] 周斌 . 针刺结合穴位注射治疗盘源性下腰痛临床研究 [J]. 中医临床研究 .2015（8）.38–39.

[5] 邓朝霓，卢珊，李媚 . 承山穴注射黄体酮治疗输尿管结石绞痛 30 例 [J]. 中国中医药现代远程教育 .2015（22）.35–36.

[6] 贾琳琳 . 中西医结合治疗胃癌术后肠道功能紊乱的临床研究 [J]. 中医临床研究 .2016（3）.128–130.

第五章

放血疗法

中医放血疗法是中医针刺方法的一种，即《内经》中的刺络法，是指用三棱针、粗毫针或小尖刀等刺破络脉，通过放出少量血液，使里蕴热毒随血外泄，具有清热解毒、消肿止痛、祛风止痒、开窍泄热、通经活络、镇吐止泻等作用，从而达到防病治病目的的一种方法。此法操作简便，疗效迅速，在临床上常是立起沉疴，顿消痼疾，具有药物和其他针法所不能达到的显著疗效。提倡刺血疗法使用得当对人体损害极小，又可减免某些中、西药物对人体的毒副作用，它属于现今的天然疗法之一。

第一节　历史渊源

中医放血疗法又名刺络疗法，长沙马王堆出土的汉帛书《脉法》，最先有笔墨论述以砭石医治痈肿。秦汉时期《黄帝内经》详述此法的理论体系是其成熟标志。于晋唐时期得到广泛应用，晋·葛洪在《肘后方》记载"针角"之法治病。唐·王焘在《外台秘要》记载刺血拔罐疗法。衍至明清期间，刺络疗法更进一步，针具三棱针分为粗、细两种使之更适合临床运用。针灸巨匠杨继洲博采众长著有《针灸大成》，郭志邃所著《痧胀玉衡》可谓刺血医治急症专著，清·赵学敏和清·吴尚先在《串雅外编》《理瀹骈文》也编入放血疗法篇幅，对后世影响深远。《内经》有四十余篇涉及刺络放血；专篇：血络论、刺疟论；《素问·血气形志》指出："凡治病必先去其血……泻有余，补不足。"

第二节　作用及机理

放血疗法治病机理是调整阴阳、疏通经络、调和气血，改变经络中气血运行不畅的病理变化，从而达到调整脏腑气血功能的作用。

1. 解表

当外邪在表未定之时，刺络放血可起祛邪解表之效，如《素问·离合真邪论》说："此邪新客，溶溶未有定处也……刺出其血，其病立已。"

2. 止痛

针刺放血疗法最突出的治疗作用是止痛，如神经性头痛、关节疼痛、坐骨神经痛、结石绞痛、脉管炎剧痛、阑尾炎腹痛等病症，针刺放血后疼痛均可明显减轻或消失。中医认为"痛则不通"，如果气血运行失常，发生气滞血瘀，经络壅滞、闭塞不通，就会发生疼痛。针刺放血可以疏通经络中壅滞的气血，改变气滞血瘀的病理变化，"通则不痛"，经络气血畅通了，疼痛则可消除。

3. 泻热

针刺放血可以退热，古医书有"泻热出血"的记载。引起发热的原因很多，一般来说，针刺放血治疗，对外感发热和阳盛发热，效果比较好。针刺放血后可促使邪热外泄或减少血中邪热，使体内阴阳平衡而退热。

4. 镇静

刺络放血有镇静安神作用，临床观察到治疗狂躁型精神分裂症、失眠、癔症、破伤风、癫痫等疾病有一定效果。这种作用可能是通过理血调气、通达经络，使脏腑气血和调，而恢复正常的生理功能。

5. 消肿

跌打损伤引起的肢体局部肿胀疼痛，活动受限，多因气滞血瘀、经络壅塞所致。针刺放血可以疏通经络中壅滞的气血，“宛陈则除之”，使局部伤处气血畅通，则肿痛自可消除。

6. 急救开窍

针刺放血的急救作用，向为古代医家所重视，民间流传也较普遍。如中暑、惊厥、痧症、昏迷、血压升高、毒蛇咬伤等急症，经针刺放血治疗后，险情常可立即缓解。

7. 解毒

针刺放血有解毒消炎作用，一些感染性疾病如急性乳腺炎、急性阑尾炎、丹毒、疖肿、红眼病等，针刺放血治疗可以促使炎症消散。

8. 化瘀消癥

针刺放血有活血、化瘀、消癥作用，瘀血和癥瘕积聚治之有效。

第三节　操作规范

一、针具的选择

三棱针：由不锈钢制成，分为粗细两种，针尖部有三面三棱，十分锋利，粗针长 7 ~ 10 厘米，针柄直径 2 毫米，适用于四肢、躯干部位放血。细针长 5 ~ 7 厘米，针柄直径 1 毫米，适用于头面部及手足部放血。

静脉采血针：操作同前。

二、持针姿势

一般以右手持针，用拇、食两指捏住针柄中段，中指指腹紧靠针体的侧面，露出针尖 2 ~ 3mm。

三、针刺方法

1. 点刺法

用锋利的针，在人体皮肤表面或关节周围，脊椎两旁，轻轻一点一点的刺激，叫作点刺疗法。因为此法又快又利落，可以在 3 ~ 5 分钟内完成，故又叫快速浅刺法。即点刺腧穴出血或挤出少量液体的方法。针刺前在点刺穴位的上下用手指向点刺处推按，使血液积聚于点刺部位，常规消毒后，左手拇、食指固定点刺部位，右手持针直刺 2 ~ 3mm，快进快出，点刺后采用反复交替挤压和舒张针孔的方法，使出血数滴，或挤出液体少许，右手捏干棉球将血液或液体及时擦去。为了刺出一定量的血液或液体，点刺穴位的深度不宜太浅。

主治病症点刺疗法有活血消肿、开窍泻热、通经活络的作用，故主要用于急性病的实热证。但是轻针散刺又可疏通经络、调和气血，通过局部影响全体，从而达到扶正祛邪的作用，故又可适用于部分慢性病。多用于指趾末端、面部、耳部的穴位，如井穴、十宣、印堂、攒竹、耳尖、扁桃体、四缝等穴位。

2. 刺络法

刺病所的较深、较大静脉放出一定量血液的方法。先用橡皮管结扎在针刺部位的上端（近心端），使相应的静脉进一步显现，局部消毒后，左手拇指按压在被刺部位的下端，右手持三棱针对准迂曲的静脉向心斜刺，迅速出针，针刺深度以针尖“中营”为度，让血液自然流出，松开橡皮管，待出血停止后，以无菌干棉球按压针孔，并以75%乙醇棉球清理创口周围的血液。

本法出血量较大，一次治疗可出血几十甚至上百毫升，多用于肘窝、腘窝部的静脉。

3. 散刺法

又叫豹纹刺，是对病变局部周围进行点刺的一种方法。根据病变部位大小的不同，可刺10～20针以上，由病变外缘环形向中心点刺，以促使瘀血或水肿得以排除，达到祛瘀生新，通经活络的目的。此法多用于局部瘀血、血肿或水肿、顽癣等。

4. 挑刺法

用左手按压施术部位两侧，或捏起皮肤，使皮肤固定，右手持针迅速刺入皮肤1～2毫米，随即将针身倾斜挑破皮肤，使之出少量血液或少量黏液。也有再刺入5毫米左右深，将针身倾斜并使针尖轻轻挑起，挑断皮下部分纤维组织，然后出针，覆盖敷料。此法常用于肩周炎、胃痛、颈椎综合征、失眠、支气管哮喘、血管神经性头痛等。

四、操作流程

（一）术前告知。将患者根据施术部位摆好合适体位，向患者告知操作目的及初步流程，消除患者紧张情绪及防止相关并发症。

（二）物品准备。治疗盘、针盒内盛消毒三棱针或粗毫针或小尖刀、75%酒精棉球、消毒敷料、弯盘、胶布。

（三）操作方法

1. 点刺

又称速刺，多用于穴位放血。

① 选好穴位，常规消毒皮肤。

② 术者右手持针，针尖对准穴位迅速刺入约0.3厘米，立即出针。

③ 轻轻按压针孔，挤出少量血后，用消毒棉球按压针孔以止血。

2. **挑刺**

多用于胸背、腰骶部或耳后等部位放血。

① 选好部位，常规消毒皮肤。

② 用三棱针或小尖刀挑破细小静脉，挤出少量血液。

③ 用消毒棉球按压止血。

3. **缓刺**

多用于窝部的浅静脉放血。

① 在刺血部位的上部用手压迫或用止血带扎紧，使其充血。

② 常规消毒皮肤。

③ 用粗毫针或三棱针缓慢刺入选好部位的浅表静脉约0.3厘米深，随即缓慢退针。

④ 松开压迫刺血部位上部的手或解开止血带。

⑤ 用消毒棉球按压止血。

4. **散刺**

又称围刺，多用于病灶周围点刺放血。

① 常规消毒皮肤。

② 用三棱针在病灶周围或沿病灶边缘顺序点刺出血。

③ 用酒精棉球消毒并覆盖敷料。

第四节　禁忌证

患有血小板减少症、血友病等有出血倾向疾病的患者以及晕血者、血管瘤患者，一般禁止用本疗法。贫血、低血压、孕期和过饥过饱、醉酒、过度疲劳者，不宜使用本疗法。一般放血量为5滴左右，宜1日或2日1次；放血量大者，1周放血不超过2次。1 ~ 3次为一疗程。如出血不易停止，要采取压迫止血。

第五节　注意事项

1. 对于放血量较大患者，术前做好解释工作。

2. 由于创面较大，必须无菌操作，以防感染。

3. 操作手法要稳、准、快，一针见血。

4. 若穴位和血络不吻合，施术时宁失其穴，勿失其络。

5. 点刺穴位不宜太浅，深刺血络要深浅适宜，针尖以中营为度。

6. 为了提高疗效，应保证出血量，出针后可立即加用拔罐。

7. 点刺、散刺法可 1 次 / 日或隔日，挑刺、泻血法宜 1 次 /5 ～ 7 日。

8. 避开动脉血管，若误伤动脉出现血肿，以无菌干棉球按压局部止血。

9. 治疗过程中须注意患者体位要舒适，谨防晕针。

10. 大病体弱、明显贫血、孕妇和有自发性出血倾向者慎用。重度下肢静脉曲张者禁用。

第六节 关于放血疗法出血量

在刺络疗法中，出血量的多少，直接关系到治疗效果的好坏。原则上是根据以下几个方面的不同情况而定。

1. 体质：一般身强力壮，气血旺盛者出血量可稍多，年老体弱，小儿妇女则出血偏少。

2. 部位：头面、四肢指（趾）部出血量宜少。四肢部出血量可略多。

3. 病情：阳证、实证、热证、新病刺血量偏多；阴证，虚证、久病则出血量宜少。

4. 季节：秋冬之季，人之阳气深藏，治宜通达，故针刺宜深，放血稍多；夏季刺血量很少。

第七节 取穴原则

1. 最常用的穴位：头部的太阳，上肢的曲泽，下肢的委中。

2. 太阳、太阴、厥阴三经为多血少气，宜刺血。

3. 常选取四肢肘关节、膝关节以下的穴位处的血络来治疗头面、躯干疾病。

4. 腰以上者，手太阳阳明皆主之；腰以下者，足太阴阳明皆主之。

5. 病在上者下取之，病在下者高取之，病在头者取之足，病在腰者取之腘。

第八节　穴位选择（表 5–1）

表 5–1　穴位选择

疾病	主穴	辅穴
头痛	太阳（颞浅静脉）	后头痛委中，头项痛尺泽，头顶痛印堂
血管性头痛	太阳，曲泽（贵要静脉）	尺泽，印堂，鱼尾
脑血管意外	太阳，曲泽，委中（腘静脉）	委阳，腰腧，阳交，手足局部
肩周炎	尺泽，外关局部，曲池，曲泽，肩俞，肩贞	无
坐骨神经痛	腰俞（椎外静脉丛）委中	委阳，阳交，环跳，丘虚
急性腰扭伤	腰阳关，局部	委中
急性扁桃体炎	少商穴，耳尖穴	
颈椎病	太阳，尺泽（肘正中静脉）	大椎，委阳（小隐静脉）
面瘫	太阳，下关，阳白	鱼尾，四白，地仓，颊车
三叉神经痛	太阳	地仓，颊车
荨麻疹	曲泽，委中	曲池
乳房肿块	曲泽	局部
腱鞘炎	局部	合谷，曲泽，尺泽，列缺
骶髂关节炎	腰俞，委中，阳交（均为左侧）	无
外感发热	耳尖穴，大椎穴	

第九节　临床运用

1. 中暑

选用曲泽、委中、太阳、大椎、十宣。对于曲泽、委中，操作时采用点刺静脉法，每穴放血 10mL，也可加用拔罐法以助泻热。在点刺双侧太阳时，使每穴出血 2 ~ 5mL。《素问・阴阳应象大论》云：“血实以决之”，《难经・二十八难》云：“邪气蓄则肿热，砭射之”。故以放血疗法为主，佐以藿香正气口服液以解暑化湿。方中委中穴为足太阳膀胱经合穴，刺络放血能清热解暑，是主治中暑闭痧的要穴；大椎穴位于督脉为督脉手足三阳经之交会穴，为阳脉之海，统全身之阳，通过刺血与拔罐结合，能解热泄暑，发汗解表；十宣穴能开窍苏厥、清热止痉，是治疗热病、中暑、昏厥的效穴。

2. 咽喉肿痛

选取双侧少商。采用点刺穴位法使每穴出血 10 ~ 20 滴。

3. 外伤劳损

陈旧性软组织损伤 选取局部阿是穴。操作时采用散刺法连续 10 ~ 20 针，并加火罐拔吸，出血 10 ~ 20mL。腰肌劳损 选取委中。操作时点刺委中穴位或及其附近血络，并加拔火罐，使每侧出血 10 ~ 20mL。

4. 目赤肿痛

选取太阳、耳尖。点刺双侧太阳，每穴出血 2 ~ 5mL，在点刺耳尖时，每穴应挤出血液 10 ~ 20 滴。

5. 毒蛇咬伤

选取伤口及其周围。操作时尽快采用散刺法连续 20 针以上，并加用闪罐法将局部毒液和血液一同拔出。

6. 偏头痛

选穴以太阳为主穴。若前额痛加攒竹或印堂。若后头痛加委中或大椎。若侧头痛加耳尖或率谷。若巅顶痛加百会。点刺双侧太阳，每穴出血 2 ~ 5mL，若出血量小，可加用拔罐。在点刺双侧攒竹或印堂时，每穴挤出血液 8 ~ 10 滴。在点刺委中时，若委中附近出现迂曲的小络脉，可按照宁失其穴，勿失其络的原则，直接点刺血络，并可加用拔罐，以利出血从而提高疗效，不必拘泥于点刺穴位，每处可出血 5 ~ 10mL，在点刺大椎时，点刺后应立即用大号玻璃罐拔吸，以利出血 2 ~ 5mL。在点刺耳尖或率谷时，每穴应挤出血液 10 ~ 20 滴。同样，在点刺百会时，也以挤出血液 10 ~ 20 滴为宜。

7. 感冒咳嗽

感冒咳嗽多为内毒加之外感风寒引起，急性期采用中医针刺疗法清热散寒，通过对少商、商阳、太渊、大椎等穴位放血，能缓解病症，达到对疾病立竿见影的治疗效果。每日或隔日 1 次，3 次为一疗程。

8. 坐骨神经痛

下腰痛取穴：腰俞、中膂俞、白环俞、上髎、次髎、下髎、环跳，每次 1 ~ 2 穴。

下肢痛取穴：承扶、殷门、委中、委阳、阳交、悬钟、跗阳、丘墟、昆仑，每次 2 ～ 4 穴。第 1 次刺血出血量宜偏大，方能缓解疼痛，数穴总出血量 50 ～ 60mL，以后减为 10 ～ 30mL。

第十节　典型病例

一、发热

患者王某，男，27 岁。患者感冒高烧不退 2 日，服退热药，体温暂降，几小时又升高。精神差，纳少。查体：T 39℃，右侧扁桃体红肿。舌质红、苔薄白，脉数。给予双耳尖、曲池及大椎三棱针点刺放血，约 10 滴，约 15 分钟后体温渐降。第二日就诊时，家属诉还发热，但体温在 38℃以内，继续给予耳尖、少商、商阳及大椎点刺放血。第 3 日来诊体温正常，服中药善后。1 周后随访已痊愈。

二、偏头痛

患者李某，女，38 岁。患者因早晨洗头后出现剧烈头痛，痛处不固定，疼痛难忍。自服脑宁片，舒尔芬后疼痛稍减，约 1 小时后反复发作加重。患者情绪烦躁，表情痛苦。查体血压正常，舌红，苔白，脉浮数。病属外感风热型偏头痛。给予双侧耳尖、少商三棱针点刺放血约 10 滴，随即自觉疼痛减轻。第 2 日来诊，自诉头痛已明显减轻，继续给予双侧耳尖、印堂放血。1 周后随访已痊愈。

第十一节　中医放血疗法操作评分细则（表 5-2）

表 5-2　中医放血疗法操作评分细则

[适应证]：发热、中暑、咽喉肿痛、跌打损伤、头痛及各种痛症、感冒咳嗽、毒蛇咬伤等。

总分：　　分　　　　日期：　年　月　日

项目		要求	应得分		扣分	得分	备注
素质要求		仪表大方，举止端庄，态度和蔼。	3	5			
		服装、鞋帽整齐。	2				
操作前准备	护士	遵照医嘱要求，对患者评估正确，全面。	3	15			
		洗手，戴口罩。	2				
	物品	75% 酒精棉球，棉签，无菌针头，手套	2				
	患者	核对姓名、诊断、介绍并解释，患者理解与配合。	3				
		取合适体位，暴露放血部位	5				
操作流程	两人核对	核对医嘱，选穴正确	10	40			
	病员准备	核对、解释体位、正确选择放血部位	10				
	皮肤消毒	消毒皮肤范围、方法正确	4				

（续表）

项目		要求	应得分		扣分	得分	备注
	点刺	再次核对，右手持无菌针头，左手拇指、中指绷紧局部皮肤或捏起皮肤，进针角度、深度适宜	8				
	放血	按要求放出相应血量	3				
	观察	再次核对床号、姓名	2				
		放血后反应	3				
操作后	整理	整理床单位，合理安排体位，清理用物，洗手	3	10			
	评价	选穴正确，操作熟练，无菌观念强，体位合理	5				
	记录	按要求记录及签名。	2				
技能熟练		操作熟练，轻巧，选穴正确，运用手法正确	5	10			
理论提问		回答全面、正确。	5				
理论		目的、注意事项	20				
合计			100				

参考文献

[1] 刘星，王欢．中医刺血术发展史述略 [J]. 山西中医学院学报，2001（03）：14–16.

[2] 张瑜，吴勋仓．《黄帝内经》刺络放血疗法探析 [J]. 陕西中医，2005（07）：703–704.

[3] 钟超英．刺络放血法治疗痛症应用概况 [J]. 广西中医药，2004（03）：1–4.

[4] 黄伟．刺络放血疗法的源流与发展 [J]. 中国民间疗法，2008（09）：3–4.

[5] 辛克平，徐瑞祥．中医疗法治疗中暑高热 60 例疗效观察 [J]. 广西中医药，2007（02）：18–20.

第六章

中药封包治疗技术

中药封包技术是近些年来推广应用的实用新技术，其选用具有活血逐瘀、温经止血、通络止痛、散寒通痹的药物成分，通过远红外线、磁场共同作用，将治疗包中的中药活化物质转化为离子状态，透过皮肤，直接作用于患病部位，发挥活血化瘀、疏通经络、祛风除湿、消肿止痛、强筋壮骨、行气止痛等作用。可调和气血，祛风散寒、解除疼痛。对腹痛、腰肌劳损、关节痛等病症有立竿见影的舒缓效果。

第一节 作用及机理

1. 活化药物

通过远红外线、磁场共同作用，消除无菌性炎症及水肿，改善无氧代谢功能。把有效的中药活化物质转化为离子状态，通透皮肤，直接渗入病灶，克服血脑屏障，用药集中。对症用药、辨证施治、针对不同的疾病导入不同的中药活化物质。见效快、无毒副作用、疗效稳定。

2. 止痛

用于患处解除或缓解中风引起的各种肢体麻木乏力、活动不利；颈椎病引起的头晕；腰椎间盘突出引起的腰痛、腰酸等。通过运用温通经络、消肿散结、祛湿散寒等法，以达到防病保健、治病强身的目的。

第二节 急诊临床应用

1. 妇科疾病

乳腺增生、子宫炎症、痛经等。

2. 呼吸系统疾病

痰喘咳嗽、支气管炎、伤风感冒等。

3. 消化系统疾病

急性胃肠道炎症等。

4. 运动系统疾病

肩周炎、腰肌劳损、腰痛、外伤肿痛、落枕等。

5. 神经系统疾病

肌体麻木、肢体萎软、口眼歪斜等。

6. 泌尿系统疾病

输尿管结石。

第三节　操作规范

一、操作前评估

1. 了解患者是否有外伤史，感受寒凉史及主要症状。

2. 外科腹痛者评估症候属性、女性患者评估月经期及孕产史。

3. 封包治疗局部皮肤有无破损、炎症及知觉的敏感度。

4. 了解患者当前的心理状态、年龄，对操作者及该项操作的信任度。

二、封包药物组成

白芥子 50g，紫苏子 50g，莱菔子 50g，川椒 50g，吴茱萸 50g。

三、操作重点步骤

1. 评估患者当前主要症状、临床表现及既往史、过敏史，局部皮肤情况，有无感觉迟钝 / 障碍，对热的耐受程度、心理状态。

2. 备齐用物，携至床旁，做好解释，核对患者信息。

3. 取合理体位，协助大小便。将患者的衣裤整理好，封包外罩一次性清洁套，置封包于患处（隔着患者的衣物），根据不同部位，选用绷力绷带、胶布或纱布固定（瘦弱患者骨突处尽量不做封包，若要做时，注意稍绑松一点，随时询问患者感觉）。

4. 加热封包，告知患者封包约几分钟就会有温热的感觉，稍有药味，勿擅自调节药包温度。

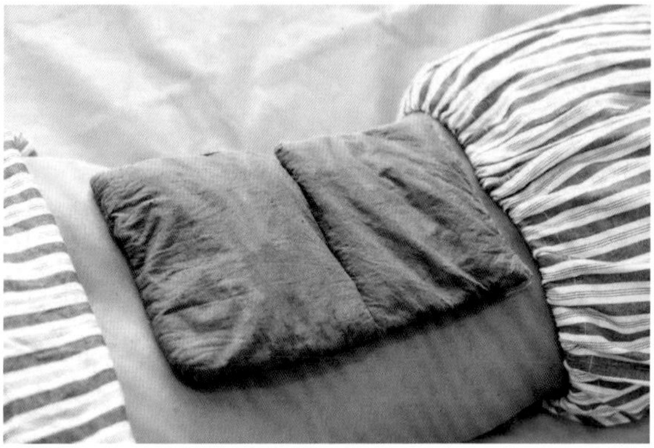

5. 做封包的过程中，经常询问患者感觉，若患者自觉温度过高或不能耐受，及时将封包稍放松或在封包与患处之间再垫一层布，随时观察患者局部皮肤情况。

6. 做完封包治疗，检查患者局部皮肤情况，嘱患者暂不吹风，协助患者整理衣物，安置舒适卧位。

第四节　注意事项

一、中药封包禁忌证

1. 孕妇腹部及腰骶部不宜治疗。
2. 对药包药物过敏患者不宜治疗。
3. 药物温度不能太烫，太烫会烫伤患者皮肤。
4. 用药后，若出现红疹、瘙痒、水泡等过敏现象，应暂停使用。

二、疗效评估

1. 封包治疗部位准确及局部皮肤微红、发热，无烫伤。

2. 治疗中及治疗后患者体位安排合理舒适。

3. 患者对此项操作满意，预期目标达到效果。

三、意外情况及预防处理措施

1. 药物过敏：指患者敷药后局部皮肤出现红疹、瘙痒、水泡症状。

预防及处理：操作前详细询问过敏史，应注意封包治疗时间勿过长，以30分钟为宜。观察病情，发现患者有皮肤发红、瘙痒等现象时及时给予停止治疗，并予温水擦净患处。

2. 烫伤：指因封包温度过度或患者耐受温度低而致患者局部皮肤发红或起水泡、脱皮等。预防及处理：注意药包的温度，勿过度烘烤造成患者烫伤。若发生烫伤，小水疱可注意保护不用处理，大水疱予以无菌抽液，换药处理。

3. 告知：治疗过程中局部皮肤可能出现烫伤等情况；药包开始加热后会有的淡淡的中药气味；治疗过程中局部皮肤产生烧灼、热烫的感觉，应立即停止治疗；治疗过程中局部皮肤可能出现水疱。

第五节　典型病例

一、泌尿系结石案例

张某，男，32岁。主诉：阵发性左腰痛3天，加重1小时。既往有“左肾结石”病史。轻度尿急、尿频、尿痛。查体：T 36.8℃，P 90次/分，R 20次/分，BP 110/60mmHg。左肾区叩击痛阳性。颜面、四肢均无浮肿。腹部彩超：左侧输尿管扩张并左肾积水。尿常规：潜血3+。考虑左输尿管结石，患者拒绝住院治疗，予双氯芬酸钠塞肛、中药封包外用行气止痛，用后自觉腰痛大减，活动已无大碍。

二、腹痛案例

李某，男，19 岁。主诉：腹痛、呕吐 1 天。1 天前患者受凉后开始出现上腹部疼痛，呕吐胃内容物 4 次，无腹泻。查体：T 37.1 ℃，P 69 次 / 分，R 20 次 / 分，BP126/80mmHg。剑突下压痛，墨菲征阴性。化验：血常规大致正常，血淀粉酶、腹部彩超未见明显异常。舌脉象：脉浮，舌苔薄白。考虑急性胃炎。予中药封包外用，配合泮托拉唑口服治疗。用药当晚症状即感明显缓解，次日再以原治疗方案处之，症状基本消失，即获痊愈。

第六节　中药封包操作评分标准（表 6–1）

表 6–1　中药封包操作评分标准

<table>
<tr><th colspan="2">项目</th><th>要求</th><th colspan="2">应得分</th><th>扣分</th><th>得分</th><th>说明</th></tr>
<tr><td colspan="2" rowspan="2">素质要求</td><td>仪表大方，举止端庄，态度和蔼。</td><td>5</td><td rowspan="2">10</td><td></td><td></td><td></td></tr>
<tr><td>衣帽整齐。</td><td>5</td><td></td><td></td><td></td></tr>
<tr><td rowspan="6">操作准备</td><td rowspan="2">操作者</td><td>洗手，戴口罩。</td><td>2</td><td rowspan="6">25</td><td></td><td></td><td></td></tr>
<tr><td>遵照医嘱要求，对患者评估正确，全面。</td><td>5</td><td></td><td></td><td></td></tr>
<tr><td>物品</td><td>治疗盘、大毛巾、温度计、中单、橡胶手套、加热好的中药封包数个</td><td>6</td><td></td><td></td><td></td></tr>
<tr><td rowspan="2">患者</td><td>核对姓名、诊断、介绍并解释，患者理解与配合。</td><td>6</td><td></td><td></td><td></td></tr>
<tr><td>体位舒适合理，暴露操作部位；保暖。</td><td>6</td><td></td><td></td><td></td></tr>
</table>

（续表）

项目		要求	应得分		扣分	得分	说明
操作流程	操作具体方法	定位封包放置部位，测试药包温度	5	35			
		戴手套，取加热后的封包，对准操作部位进行温熨，并可回旋转动及辅以推拿手法	15				
		用力均匀，禁用暴力，封包温熨时间合理	5				
		随时询问患者对治疗的反应，观察有无烫伤、松脱情况，及时调整或停止操作	5				
		撤离药包，清洁操作部位	5				
操作后	整理	整理床单位，合理安排体位	5	15			
		清理用物、归还原处，按规定处理封包药袋	3				
	评价	操作方法、部位的准确，患者感受、目标达到的程度	5				
	记录	按要求记录及签名	2				
技能熟练		操作正确、熟练，动作轻巧	5	15			
理论提问		回答全面、正确	10				
合计			100				

参考文献

[1] 金之剑 . 中医外治法的现代创新应用 [N]. 中国中医药报，2014-12-05（006）.

[2] 黄捷平 . 中药封包配合艾灸治疗胃肠功能紊乱 40 例 [J]. 中国中医药现代远程教育，2016，014（017）：78-80.

[3] 谭静 . 中药封包在急诊老年急性胃肠炎患者中的应用 [J]. 临床合理用药杂志，2020，13（04）：29-30.

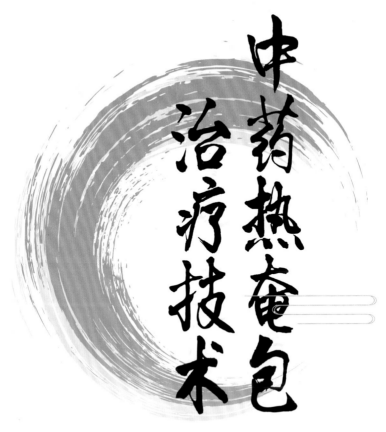

第七章

中药热奄包治疗技术

中药外用最早可追溯至先秦，《山海经》有记载：薰草佩之可以已疾。晚清时期《外治医说》进一步阐释了中医外治理论：外治之理，即内治之理，外治之药亦即内治之药，所异者，法耳。中药热奄包作为常用中医外治法之一，操作简便，疗效确切，而且具有局部用药、透皮巧收、直达病所的优势；从现代角度来说此法避免了药物肝脏首关效应的影响，可谓更贴合目前“靶向用药”原则。目前我科主要使用的热奄包类型有：金黄如意散、金黄跌打散。

第一节　作用及机理

传统中医认为，人体各部位都存在局部的微循环系统，为机体的各部位输运营养，排除体内垃圾，中医理论强调“通则不痛，痛则不通”。即当人体经常受寒气侵袭，局部的微循环系统发生阻滞时，使相应机体既得不到营养，又无法排出废物，就会产生疼痛，进而引起病变，而热奄包将加热好的中药药包置于身体特定部位（如穴位上），使药物有效成分进入扩张的毛细血管，且热效应使血循加快，进而达到温经通络、调和气血，促进人体恢复正常的生理功能，从而消除疼痛，治疗疾病。

第二节　常用热奄包功能及主治

1. 金黄如意散

为院内自制药，清热解毒、散瘀化结、消肿止痛等功效。传统功用主要用于丹毒、疮毒、脓肿及无名肿痛等。现代药理研究显示，金黄如意散可抑菌、抗炎、镇痛、解痉，有减轻局部疼痛、水肿、渗出物过多和继发性感染等作用。

2. 金黄跌打散

为院内自制药，含有众多活血、散瘀、消肿、止痛药物，局部外用行气通脉作用强、舒筋活络效果好，消肿止痛取效快，能显著缩短病程，活血化瘀功效确切，常获极佳疗效。故应早期外敷患处，可有效消除局部肿痛，使临床症状改善，肢体功能活动尽早恢复正常。

第三节　急诊临床应用

1. 痛风性关节炎

痛风性关节炎是由于尿酸盐沉积在关节囊、滑囊、软骨、骨质和其他组织中而引起病损及炎性反应，其多有遗传因素，好发于40岁以上男性，多见于第一跖趾关节，也可发生于其他较大关节，尤其是踝部与足部关节。药物选择：金黄如意散。痛风性关节炎急性发作期属中医“痛风”“热毒痹”“历节病”“白虎历节”的辨证范畴。治以金黄如意散清热解毒、通络止痛，早期疗效显著，如果能配合方药内服往往可以 1 ~ 2 天痊愈，症状严重者亦可加用抗炎止痛药物中西医结合治疗。

2. 软组织感染

皮肤及软组织感染是化脓性致病菌侵犯表皮、真皮和皮下组织引起的炎症性疾病。包括毛囊炎、疖、痈、淋巴管炎、急性蜂窝织炎、烧伤创面感染及褥疮感染等。临床表现主要为病变部位的红、肿、热、痛，有些病例可伴有发热、血白细胞增高等。药物选择：金黄如意散。近年来的临床资料亦证实如意金黄散确有满意疗效。

3. 跌打损伤

该病多因跌、扑、压、轧、扭等外力作用于人体，伤及筋肉，血液瘀滞，脉络破损，溢于脉外，瘀血及渗液集聚在浅筋膜、肌肤腠理之间，形成肿胀，皮肤瘀紫，疼痛。药物选择：金黄跌打散。

第四节　技术操作规范

一、物品准备

治疗盘、药桶、配置好的中药、布袋、毛巾、治疗巾、必要时备屏风等。

二、操作步骤

1. 备齐用物，携至床旁做好解释，核对医嘱，评估患者。
2. 协助患者取舒适位，暴露热奄部位，再次检查局部皮肤情况，温水擦净。

3. 将药包加热，用毛巾将热药包包好敷于病患部位，用治疗巾盖好，将被子盖好。

4. 协助患者整理衣着，取舒适体位。

5. 清理用物，记录并签字。

第五节　注意事项

一、中药热奄包禁忌证

1. 孕妇的腹部及腰骶部禁用。

2. 严重的糖尿病、截瘫、偏瘫、脊髓空洞等感觉神经功能障碍的患者。

3. 对药物过敏者。

4. 皮肤溃疡、不明肿块或有出血倾向者禁用。

二、护理要求

1. 药熨前嘱患者排空小便，注意保暖，体位舒适。

2. 药熨温度不宜超过 70℃，年老、婴幼儿不宜超过 50℃。操作前先让患者试温，以能耐受并感到舒适为宜。

3. 药熨过程中应观察局部皮肤情况、温热度，有无烫伤。药熨后擦净局部皮肤，观察皮肤有无烫伤，如果有，及时对症处理。

4. 冬季注意患者的保暖，药物冷却后应及时更换或重新加热反复利用。

第六节　典型病例

一、痛风性关节炎

张某，男，32岁。主诉：右踝关节红肿热痛3天。自诉3天前的晚上突然出现右足踝关节剧烈疼痛，不能触摸。因曾有大脚趾疼痛，经某医院检查化验，尿酸570 μmol/L，正常值440 μmol/L，诊为“痛风”，服秋水仙碱等药可缓解，此次发病情况与上前相同，但因顾虑秋水仙碱的不良反应，故自服“芬必得”，小有减轻。但症情依然严重，足踝疼痛不能自持，经朋友介绍来诊。入院情况：右踝外侧明显红肿灼热，触之疼甚，屈伸不利，行动不便，伴口干口苦，喜冷饮，舌红苔黄腻，中有裂纹，脉弦滑。予金黄如意散热奄包外敷联合双氯芬酸钠塞肛。用药后即称疼痛大减，红肿亦明显减退，次日关节红肿热痛消失，病愈回家。

二、跌打损伤

李某，男，18岁。主诉：外伤致左膝肿痛1天。查体：左膝关节肿胀，浮髌实验阳性，扪之发热，活动时疼痛明显。化验：抗O正常，血沉正常。X线：左膝关节腔间隙有积液，未见骨折。膝关节磁共振未见韧带损伤；脉象：弦滑，舌苔薄白。考虑创伤性关节炎。予金黄跌打散热奄包外敷，配合我院伤科合剂内服。用药次日左膝关节肿痛有所减退，续用两天，关节处红肿热痛基本消失，行走已无大碍。

第七节　中药热奄包治疗考核内容及评分标准（表 7–1）

表 7–1　中药热奄包治疗考核内容及评分标准

科室：　　　　姓名：　　　　　　　　　　　　　　　　　　　　　　得分：

项目	考核内容	分值	评分要求	扣分
评估 10 分	1. 核对医嘱、治疗卡、床头卡、腕带（床号、姓名、住院号等）。 2. 评估患者的体质及敷贴处皮肤情况；既往病史，药物过敏史，目前症状，发病部位及相关因素；心理状态和对治疗疾病的信心，接受配合程度。 3. 评估环境：环境整洁、舒适、安静。有条件的病房应调节室温 22 ~ 24℃，必要时用屏风遮挡。	3 5 2	一项未核对或核对不准确扣 2 分，扣完为止。 一项未评估扣 1 分，扣完为止。 一项不合要求扣 1 分，扣完为止。	
计划 15 分	1. 预期目标 痛风等症状解除或缓解。 2. 准备 （1）护士自身准备：衣、帽、鞋穿戴整齐，戴口罩，修剪指甲，洗手。 （2）用物准备：治疗盘、治疗卡、配制中药、纱布块、手消毒液，必要时备浴巾。 （3）患者准备：缓解紧张情绪，适量进食，排空大小便。	2 4 7 2	回答不完整酌情扣 0.5 ~ 2 分。 前 5 项不到位每项扣 1 分，未洗手或洗手方法不正确扣 2 分，扣完为止。 每缺一项扣 1 分，扣完为止。 一项不合要求扣 1 分，扣完为止。	
实施 60 分	1. 备齐用物携至床旁，再次核对治疗卡、床头卡、腕带（床号、姓名、住院号等）、做好解释。 2. 关闭门窗，取合适体位，暴露贴敷部位，注意防寒和保护患者隐私。 3. 再次核对，清洁患者皮肤，确定贴敷部位并做好标记。	5 10 15	一项不合要求扣 1 分，未与患者解释交流全扣，解释不到位酌情扣 1 ~ 4 分。 一项不合要求扣 2 分，扣完为止。 选穴不正确全扣，其余一项不合要求扣 4 分，扣完为止。	

（续表）

项目	考核内容	分值	评分要求	扣分
实施 60 分	4. 将贴敷中药用温水调好，用纱布块包好，贴敷于疼痛处。	15	未及时调好敷贴扣 5 分，敷贴方法不正确一个部位扣 5 分。	
	5. 随时询问患者有无不适，交代注意事项。	5	一项不合要求扣 2 分，扣完为止。	
	6. 敷贴完毕，协助患者着衣，整理床单位，酌情开窗通风。	5	一项不合要求扣 2 分，扣完为止。	
	7. 清理用物，洗手，做好记录。	5	一项不合要求扣 2 分，扣完为止。	
评价 10 分	1. 患者：体位合理，感觉舒适，皮肤无意外灼伤，症状缓解。	5	一项不合要求扣 2 分，扣完为止。	
	2. 护士：方法正确，部位准确，操作熟练。	5	一项不合要求扣 2 分，扣完为止。	
提问 5 分	注意事项等。	5	酌情扣分。	

参考文献

[1] 郑双，吴晓梅，刘尹丽 . 热奄包配合中医护理对膝骨性关节炎患者的临床疗效观察 [J]. 新疆中医药，2020，38（06）：56–57.

[2] 李林花，罗小凤，林东盈，等 . 中药热奄包治疗腰腿痛患者的临床疗效观察 [J]. 黑龙江医药，2020，33（06）：1367–1369.

第八章

灸法治疗技术

灸法，是指用艾绒为主的灸材燃烧后产生的热力和药物作用，或以某些药物或其他物质接触皮肤表面后产生的刺激，作用于人体的穴位或特定部位，从而达到预防或治疗疾病的一种疗法。灸法具有温经散寒、消瘀散结、回阳固脱及防病保健的作用。《灵枢·官能》中提到“针所不为，灸之所宜”，是指针刺疗效不佳时，往往适宜用灸法来提高疗效。

第一节 作用及机理

1. 疏风解表，温中散寒

灸法有疏风解表、温中散寒的作用，适用于风寒表证、寒性胃痛、呕吐、腹痛、泄泻等病证。

2. 温经通络，活血止痛

由于寒邪或外伤、劳损使经络气血凝滞、痹阻不通所造的风寒湿痹、痛经、寒疝、经闭、肩凝、肘劳、腰痛等病证，可用灸法温经通络、活血止痛。

3. 壮阳益气，回阳固脱，升阳举陷

灸法能温补阳气，用于脾肾阳虚之久泻、久痢等病证。灸法能回阳固脱，用于亡阳虚脱证，可在神阙或关元灸几十壮，甚至几百壮。灸法能升阳举陷，用于中气下陷之内脏下垂、脱肛等证。

4. 消瘀散结，拔毒泄热

由于毒邪造成经络阻滞，气滞血瘀形成的外科疮疡肿结，可用灸火消瘀散结、拔毒泄热。

第二节 急诊临床应用

1. 呼吸系统疾病：如风寒感冒、咳嗽、伤风头痛等。

2. 消化系统疾病：如寒性胃痛、呕吐、急性胃肠炎、肠痉挛腹痛、胃下垂、脱肛等。

3. 泌尿系统疾病：如急性尿潴留、输尿管结石等。

4. 外科系统疾病：如疮疡、痈疽、疖肿初起未化脓者，疮疡溃破后久不愈合，痄腮、颈椎病、腰椎病、膝关节炎。

5. 妇科疾病：痛经、子宫脱垂、盆腔炎、附件炎等。

第三节　操作规范

一、用物准备

治疗盘、艾条、打火机、弯盘、必要时备艾条盒。

二、操作步骤

（一）艾炷灸

将艾炷置于施灸部位皮肤烧灼的方法。艾炷灸又分直接灸与间接灸两类。

1. 直接灸

将大小适宜的艾炷，直接放在皮肤上施灸的方法。因把艾炷直接放在腧穴所在的皮肤表面点燃施灸，故又称为着肤灸、着肉灸。若施灸时将皮肤烧伤化脓，愈后留有瘢痕者，称为瘢痕灸；若不使皮肤烧伤化脓，不留瘢痕者，称为无瘢痕灸。

① 瘢痕灸：又名化脓灸。患者体位必须舒适，施灸部位涂凡士林，也可涂少许大蒜汁，增加黏附和刺激作用。将艾炷直接放在该部位，用线香或纸捻点燃艾炷顶端（火柴亦可）。艾炷燃到靠近皮肤时，患者将出现灼痛，可在施灸部位周围用手指轻轻拍打，转移患者的注意力以减轻疼痛。灸治完毕后，用消毒棉花将局部擦拭干净，然后在施灸部位敷贴玉红膏，1 ~ 2 天换膏药 1 次。数日后，灸穴局部逐渐化脓，此时应保持灸疮清洁，避免污染。约 30 天后灸疮结痂脱落，局部留下瘢痕。由于施灸时灼痛较明显，施灸前必须征求患者同意合作后，方可使用本法。糖尿病患者禁用此法，因为易出现严重的化脓感染，伤口不易愈合。

② 无瘢痕灸：又称为非化脓灸。多用于麦粒肿。操作前医者应和患者沟通，嘱咐

其在施灸过程中不能移动肢体，以免烫伤，并密切配合医者。操作时，先在所灸腧穴部位涂以少量的凡士林，或者用棉签蘸水涂抹，以防艾炷滚落，然后将艾炷平稳置于施灸部位，用线香或火柴点燃，当艾炷燃进皮肤，患者反馈有温热感明显或者微有灼痛时易炷，将规定炷数灸完为止。灸至局部皮肤出现红晕而不起疱为度。艾炷要紧，不能松散。搓得紧的艾炷燃烧缓慢，热力可徐徐透入施灸深部，疗效更佳。每一炷要续接及时，以便热力持续。

2. 间接灸

指在艾炷底部垫药物或其他材料，与施灸部位皮肤隔开进行施灸，使艾炷和药物协同发挥作用的方法，故又称隔物灸、间接灸。

① 隔姜灸：将鲜姜切成厚约 0.3 ～ 0.5cm 的薄片，中间以针刺数孔，以便热力渗透，然后置于施灸部位，再将大艾炷或中艾炷放在姜片中心点燃，当艾炷燃尽，再灸第二炷，灸至皮肤均匀红润而不起疱为度。

② 隔蒜灸：将独蒜头切成厚约 0.2 ～ 0.3cm 的薄片，中间以针刺数孔，置于施灸部位，将艾炷放在蒜片中心，点燃施灸。待艾炷燃尽，易炷再灸，直至皮肤均匀泛红。施灸面积较大时，可捣蒜如泥，敷贴在皮肤上，再加艾炷施灸。大蒜对皮肤有刺激作用，灸后易起疱，应注意防护。

③ 隔盐灸：将干燥的食盐填纳入脐部填平，上置大艾炷施灸。由于食盐遇火要爆，烫伤腹部，可在盐上置一薄姜片施灸，燃完后，再灸第二炷。

④ 隔附子饼灸：也可以将附子用水浸透后，切成 0.4 ～ 0.6cm 厚的薄片，用针扎数孔，置于施灸部位，余下操作同隔姜灸。将附子研成粉末，用黄酒调和做成直径约 2 ～ 3cm，厚约 0.6cm 的附子饼，中间以针刺数孔，置于施灸部位，中心放艾炷施灸，附子饼干后换新饼，直至皮肤出现均匀红晕。

（二）艾条灸

1. 悬起灸

施灸时将艾条悬放在距离穴位一定高度上进行熏烤，不使艾条点燃端直接接触皮肤，称为悬起灸。此法是临床最常见的灸法之一，火力温和，以皮肤温热出现均匀红晕为宜，安全易操作。根据实际操作方法不同，分为温和灸、雀啄灸和回旋灸。

① 温和灸：施灸时将艾条的一端点燃，对准施灸部位，以患者施灸部位出现舒适温热感为宜（距离皮肤 2 ～ 3cm）进行熏烤，一般每处灸 10 ～ 15 分钟。对于昏厥、感觉障碍的患者或者小儿，医者可将中、食二指置于施灸部位的两侧，通过医者手指

的感觉来测知患者局部的受热程度，以便随时调节施灸距离和防止烫伤。

② 雀啄灸：施灸时，将艾条点燃的一端置于施灸部位的皮肤上方，待出现温热感后，不固定在一定距离，而是像鸟雀啄食一样，一上一下地施灸。患者可感觉热力频频渗入，热感较强。施灸时上下幅度不可过大，以免掉灰或者直接烫伤皮肤。

③ 回旋灸：施灸时，艾卷点燃的一端与施灸部位的皮肤保持一定的距离，左右移动或反复旋转地施灸，使施灸部位大范围产生温热感而不灼痛，一般每次 10 ~ 15 分钟。

2. 实按灸

将点燃的艾条隔布或隔棉纸数层实按在穴位上，使热气透入皮肉，火灭热减后重新点火按灸，称为实按灸。

雷火针灸：又称“雷火神针”。先于施灸部位垫上 6 ~ 7 层棉纸或布用，再将太乙针的端点燃，对准穴位直按在棉纸或布上，稍停 1 ~ 2 秒钟后离开，使热气透达深部，稍停 2 秒再按上，如此反复，使热力续接。也可以用同样厚度的棉纸或布层包裹其点燃的一端，立即紧按于施灸部位，进行灸熨，针冷则再燃再熨，如此反复。

（三）温针灸

针刺与艾灸结合应用的一种方法，适用于既需要留针又适宜用艾灸的病证，操作方法是将针刺入腧穴得气后，并给予适当手法而留针时，取一段长 2cm 左右的艾条，点燃一头，左手扶持针柄，右手将点燃的一头插在针柄上施灸。操作时应小心轻柔，避免针体深度明显改变，以便引起患者不适。也有将纯净细软的艾绒朝同一方向捏在针尾上，此法艾绒若捏得松散，点燃后易脱落。施灸时可在施灸部位垫上一片硬纸，防止艾火脱落，烫伤皮肤，待艾绒或艾条烧完后除去灰烬，将针取出。

（四）温灸器灸

灸器又名灸疗器，是一种专门用于施灸的器具，用灸器施灸的方法称灸器灸。临床常用的有温灸盒和温灸筒。

1. 温灸盒灸

有大中小不同的规格，根据施灸部位大小酌情选择。施灸时，把温灸盒放在施术部位，点燃适当长度的艾条两头，置于铁纱中央，也可将艾绒放在铁纱上点燃，盖上盒盖，或者把灸条点燃，火头朝下插入灸盒。每次灸 15 ~ 30 分钟。

2. 温灸筒灸

施灸时，将艾绒，或加掺药物，装入温灸器的小筒至大半筒，不要按实，点燃中央部的艾绒，但不能有火苗，将温灸器之盖扣好，待其温热，即可置于施灸部位，手持长柄来回滚动熨灸。以患者感觉舒适不烫伤皮肤为度，直到所灸部位的皮肤出现均匀红晕。灸完后将完全熄灭的艾灰倒出。

（五）灯火灸

又名灯草灸、油捻灸、打灯火、爆灯火，是将灯芯草蘸麻油等植物油，点火后快速烧灼穴位的方法。它也属于直接灸，因材料是灯草，同时属非艾灸类。取一根长10 ~ 15cm 的灯芯草，将一端蘸麻油少许（不可过量，以免滴油），约浸 3 ~ 4cm，用右手拇食指捏住灯芯草的下 1/3 处，点燃后快速斜对或横对穴位，一接触皮肤时听到“叭”的一声迅速离开。如无爆焠之声可重复 1 次。

（六）天灸

是用对皮肤有刺激性的药物，涂敷于皮肤，使局部充血起疱犹如灸疮，故名天灸，又称药物发疱灸。由于皮肤要发疱，所以仍旧要注意防止感染。其药物多是单味中药，也有用复方，其常用的有白芥子灸、蒜泥灸、斑蝥灸等。

1. 白芥子灸

将白芥子研成细末，用水调和敷贴于腧穴或患处，以胶布固定。以皮肤局部充血发热而发疱为度。

2. 蒜泥灸

将大蒜捣烂如泥取敷于穴位上，以局部皮肤发痒发红起疱为度。

3. 斑蝥灸

斑蝥是芫青科昆虫南方大斑蝥或黄黑小斑蝥的干燥虫体，将其研末，经醋或甘油、酒精等调和。使用时先取一块胶皮，中间剪一小孔，如黄豆大，贴在施灸部位上，既暴露穴位又保护周围皮肤，将斑蝥粉少许置于孔中，上面再贴一胶布固定即可，以局部起疱为度。本品有大毒，不可大面积使用。

第四节 注意事项

1. 施术者应专心致志，细心操作。施灸前应向患者说明施术要求，消除恐惧心理，取得患者的合作。若需选用瘢痕灸时，必须先征得患者同意。

2. 施灸应选择正确的体位，要求患者的体位平正舒适，既有利于准确选定穴位，又有利于艾炷的安放和施灸的顺利完成。

3. 在施灸或温针灸时，要注意防止艾火脱落，以免造成皮肤及衣物的烧损。灸疗过程中，要随时了解患者的反应，及时调整灸火与皮肤间的距离，掌握灸疗的量，以免造成施灸太过，引起炙伤。

4. 施灸的诊室应注意通风，保持空气流通，较少烟雾污染。

5. 对于过饥、过饱、过劳、酒醉、情绪激动者，不宜马上施灸。施灸过程中一旦发生晕厥，及时处理，方法同晕针。

6. 用过的艾条应装入小口玻璃瓶或灭灸器内，以防复燃。

7. 心脏虚里处，大血管处，皮薄肌少筋肉积聚部位，妊娠期妇女腹部以及腰骶部，睾丸、乳头、阴部不可灸。颜面、五官和有大血管的部位以及关节活动处，不宜采用瘢痕灸。

第五节 典型病例

张某，女性，42 岁，因偶感风寒，出现感冒症状，鼻流清涕，全身酸痛，发烧无汗，怕冷症状，中医辨证属太阳伤寒。方案：风门肺俞，灸时感觉出汗很多，灸完后各种酸痛消去大半，烧退少许，其他症状消失。第二天方案同上，灸完后，各种症状全部消失。

第六节 灸法及艾柱灸操作评分标准（表 8–1，表 8–2）

表 8–1 艾条灸操作评分标准

［适应证］1. 各种寒证。2. 预防疾病，保健强身。

总分：100 分

项目	内容	分值	评分要求
评估 10 分	1. 核对医嘱、治疗卡、床号、姓名。	3	一项未核对或核对不准确扣 2 分，扣完止。
	2. 评估患者：体质及艾条处皮肤情况；既往病史，目前症状，发病部位及相关因素；心理状态和对治疗疾病的信心。	5	一项未评估扣 1 分，扣完为止。
	3. 评估环境：环境整洁、舒适、安静。有条件的病房应调节室温 22 ～ 24℃，必要时用屏风遮挡。	2	一项不合要求扣 1 分，扣完为止。
计划 15 分	1. 治疗各种寒证，如头痛、胃脘痛、泄泻、风寒痹痛、疮疡久溃不敛，月经不调等的临床症状解除或缓解。预防疾病、保健强身。	2	回答漏一项扣 1 分，回答不完整酌情扣 0.5 ～ 1 分。
	2. 准备		
	（1）护士自身准备：衣、帽、鞋穿着整齐，修剪指甲、洗手。	4	前 4 项不到位每项扣 1 分，未洗手或洗手方法不正确扣 2 分，扣完为止。
	（2）用物准备：艾炷、治疗盘、打火机、镊子、弯盘（广口瓶）、纱布、必要时准备浴巾、屏风。	7	每缺一项扣 1 分，扣完为止。
	（3）患者准备：缓解紧张情绪，适量进食，排空大小便。	2	一项不合要求扣 1 分，扣完为止。
实施 60 分	1. 备齐用物携至床旁，再次核对医嘱、床头卡、治疗卡、床号、姓名，做好解释。	5	一项不合要求扣 1 分，未与患者解释交流全扣，解释不到位酌情扣 1 ～ 4 分。
	2. 取合理体位，暴露施灸部位，注意防寒和保护患者隐私。	6	一项不合要求扣 3 分，扣完为止。

（续表）

项目	内容	分值	评分要求
实施60分	3. 取穴，做好标记。	6	选穴不正确全扣，未做标记扣3分。
	4. 撕开艾条的外包装，将艾条点燃 ①温和灸：对准施灸部位的腧穴或患处，距离皮肤约2～3cm进行熏烤，以患者局部皮肤有温热感而无灼痛为宜、出现红晕为度。一般每穴或患处施灸10～15分钟。②雀啄灸：对准施灸部位的皮肤，像鸟雀啄食一样，一上一下的施灸，给施灸的部位一个变量的刺激。每处5分钟左右。③回旋灸：施灸时与施灸部位皮肤保持一定的距离，并向左右或上下方向反复旋转或移动施灸。可灸20～30分钟。	15	一种方法实施不正确扣5分。
	5. 随时询问患者有无灼痛感，及时调整距离，防止烧伤。	5	不合要求全扣。烧伤患者皮肤或烧损衣被此项操作不合格。
	6. 及时将艾灰弹入弯盘中，防止烧伤皮肤及衣物。	6	未及时弹艾灰或方法不正确每次扣3分，扣完为止。
	7. 施灸完毕，立即将艾条插入小口瓶熄灭艾火，清洁局部皮肤。	6	一项不合要求扣3分，扣完为止。
	8. 协助患者整理衣着，取舒适卧位，整理床单位，酌情开窗通风。	6	一项不合要求扣2分，扣完为止。
	9. 清理用物，洗手，做好记录。	5	一项不合要求扣2分，未记录或记录有误全扣。
评价10分	1. 患者体位合理，感觉舒适，皮肤无烫伤，衣物无烧损，症状改善。	5	一项不合要求扣1分，扣完为止。
	2. 护士方法正确，部位准确，操作熟练。	5	一项不合要求扣2分，扣完为止。
提问5分	注意事项等。	5	酌情扣分。

[注意事项]

1. 施灸部位先上后下，先灸头顶、胸背，后灸腹部、四肢，灸后用手按穴以聚真气为补，不按其穴使邪气散去为泻。

2. 施灸时注意弹艾灰，防止艾火脱落烧灼皮肤及衣被。熄灭后的艾条应装入小口瓶，防止复燃致火灾。

3. 施灸部位皮肤微红、灼热属正常现象，如灸后出现小水疱无须处理，可自行吸收，如水疱较大，可用无菌注射器抽出泡内液体，覆盖无菌纱布，保持干燥，防止感染。

4. 对热证、实证、重要器官、大血管处、颜面部及孕妇的腰腹部不宜施灸。

表 8-2　艾柱灸操作评分标准

【适应证】 1. 各种寒证。2. 预防疾病，保健强身。

总分：100 分

项目	内容	分值	评分要求
评估 10 分	1. 核对医嘱、治疗卡、床号、姓名。	3	一项未核对或核对不准确扣 2 分，扣完为止。
	2. 评估患者：体质及艾灸处皮肤情况。既往病史，目前症状，发病部位及相关因素；心理状态和对治疗疾病的信心。	5	一项未评估扣 1 分，扣完为止。
	3. 评估环境：环境整洁、舒适、安静。关好门窗，调节室温 22 ~ 24℃。	2	一项不合要求扣 1 分，扣完为止。
计划 15 分	1. 治疗各种虚寒性病证，如胃脘痛、泄泻、风寒痹痛、疮疡久溃不敛、月经不调等临床症状解除或缓解。预防疾病，保健强身。	2	回答漏一项扣 1 分，回答不完整酌情扣 0.5 ~ 1 分。
	2. 准备		
	（1）护士自身准备：衣、帽、鞋穿着整齐，修剪指甲、洗手。	4	前 4 项不到位每项扣 1 分，未洗手或洗手方法不正确扣 2 分，扣完为止。
	（2）用物准备：治疗盘、艾柱、火柴、凡士林、棉签、镊子、弯盘、笔、擦手液、必要时备浴巾、屏风等。间接灸时，备姜片（将鲜姜切成直径约 2 ~ 3cm、厚约 0.2 ~ 0.3 cm 的薄片，用粗	7	每缺一项扣 1 分，扣完为止。

（续表）

项目	内容	分值	评分要求
计划 15 分	针在中间刺数孔）或蒜片或食盐或附子饼（将附子研末以黄酒调和而成，厚约 0.6 ~ 0.9cm，中心用粗针刺数孔）。 （3）患者准备：缓解紧张情绪，适量进食，排空大小便。	2	一项不合要求扣 1 分，扣完为止。
实施 60 分	1. 备齐用物，携至床旁。再次核对医嘱、床头卡、床号、姓名、治疗卡，与患者交流、解释。	5	一项不合要求扣 1 分，未与患者解释交流全扣，解释不到位酌情扣 1–4 分。
	2. 取合理体位，暴露施灸部位，注意防寒和保护患者隐私。	6	一项不合要求扣 2 分，扣完为止。
	3. 实施 （1）取穴（神阙穴：肚脐；关元穴：脐下三寸），并做好标记。	10	一个穴位不正确扣 5 分，未做标记扣 2.5 分，扣完为止。
	（2）施灸 ①直接灸（常用无疤痕灸）：先在施灸部位涂以少量凡士林，放置艾柱后点燃，艾柱燃至 2/5 左右患者感到灼痛时，即用镊子取走余下的艾柱，放于弯盘中，更换新柱再灸，一般连续灸 5 ~ 7 壮。	12	一项不合要求扣 5 分，扣完为止。
	②间接灸（常用隔姜灸、隔蒜灸、隔盐灸、隔附子饼灸）：施灸部位涂凡士林，根据医嘱，放上鲜姜片或蒜片或附子饼一片，上置艾柱，点燃施灸。当艾柱燃尽或患者感到灼痛时，则更换新柱再灸，一般灸 3 ~ 7 壮。达到灸处皮肤红晕，不起疱为度。	12	一项不合要求扣 5 分，扣完为止。
	4. 随时询问患者有无灼痛感，认真观察，防止艾灰脱落，以免烧伤皮肤或烧坏衣物等。	5	不合要求全扣。烧伤患者皮肤或烧损衣被此项操作不合格。

（续表）

项目	内容	分值	评分要求
实施 60 分	5. 施灸完毕，清洁局部皮肤，协助患者整理衣着，取舒适体位，整理床单位，酌情通风。	5	一项不合要求扣 2 分，扣完为止。
	6. 清理用物，洗手，做好记录。	5	一项不合要求扣 2 分，未记录或记录有误全扣。
评价 10 分	1. 患者体位合理，感觉舒适，皮肤无烫伤，衣物无烧损，症状改善。	5	一项不合要求扣 1 分，扣完为止。
	2. 护士方法正确，部位准确，操作熟练。	5	一项不合要求扣 2 分，扣完为止。
提问 5 分	注意事项等。	5	酌情扣分。

[注意事项]

1. 施灸部位先上后下，先灸头顶、胸背、后灸腹部、四肢，灸后用手按穴以聚真气为补，不按其穴使邪气散去为泻。

2. 艾柱燃烧时要注意观察，防止艾灰脱落烧灼皮肤及衣被。

3. 施灸部位皮肤微红、灼热属正常现象，如灸后出现小水疱无须处理，可自行吸收，如水疱较大，可用无菌注射器抽出泡内液体，覆盖无菌纱布，保持干燥，防止感染。

4. 对热证、实证、重要器官、大血管处、颜面部及孕妇的腰腹部不宜施灸。

参考文献

[1] 兰蕾，常小荣，石佳，等 . 艾灸的作用机理研究进展 [J]. 中华中医药学刊，2011，20（12）：2616-2620.

[2] 洪金标，彭宏，易受乡 . 艾灸对机体产生的多重效应及其机理探讨 [J]. 中华中医药学刊，2010，28（02）：277-281.

[3] 王玲玲 . 艾灸的特点及温通效应 [J]. 中国针灸，2011，31（10）：865-868.

[4] 蔡虹，邬继红 . 关于灸法治未病应用的文献研究 [J]. 北京中医药大学学报（中医临床版），2011，18（03）：34-36.

第九章 拔罐疗法

拔罐法，古称角法，在中国古老的方书《五十二病方》中就有记载。是一种以罐为操作工具，利用热力、抽吸、蒸汽等方法，造成罐内负压，使罐吸附于体表或腧穴的局部，然后使该部位皮肤充血甚至瘀血，从而调整机体功能以防治疾病。其具有通经活络、行气活血、消肿止痛、祛风散寒等作用，有研究表明拔罐疗法的适宜病证包含20大类系统，456个病种，特别是对于腰背肩臂腿痛、软组织闪挫扭伤、感冒、头痛、咳嗽、哮喘、胃脘痛、腹痛、痛经等疗效显著。

第一节　作用及机理

1. 负压作用

国内外学者研究发现：人体在火罐负压吸拔的时候，皮肤表面有大量气泡溢出，抽气拔罐从而加强局部组织的气体交换。通过检查也观察到：负压使局部的毛细血管通透性变化和毛细血管破裂，少量血液进入组织间隙，从而产生瘀血，红细胞受到破坏，血红蛋白释出，出现自家溶血现象。在机体自我调整中产生行气活血、舒筋活络、消肿止痛、祛风除湿等功效，起到一种良性刺激，促其恢复正常功能的作用。

2. 温热作用

拔罐法对局部皮肤有温热刺激作用，使热寒得以交换。以火罐、水罐、药罐最明显。温热刺激能使血管扩张，促进以局部为主的血液循环，改善充血状态，加强新陈代谢，使体内的废物、毒素加速排出，改变局部组织的营养状态，增强血管壁通透性，增强白细胞和网状细胞的吞噬活力，增强局部耐受性和机体的抵抗力，起到温经散寒、清热解毒等作用，从而达到促使疾病好转的目的。

3. 调节作用

拔罐法的调节作用是建立在负压或温热作用的基础之上的，首先是对神经系统的调节作用，由于自家溶血等给予机体一系列良性刺激，作用于神经系统末梢感受器，经向心传导，达到大脑皮层。加之拔罐法对局部皮肤的温热刺激，通过皮肤感受器和血管感受器的反射途径传到中枢神经系统，从而发生反射性兴奋，借以调节大脑皮层的兴奋与抑制过程，使之趋于平衡，并加强大脑皮层对身体各部分的调节功能，使患部皮肤相应的组织代谢旺盛，吞噬作用增强，促使机体恢复功能，阴阳失衡得以调整，使疾病逐渐痊愈。其次是调节微循环，提高新陈代谢。微循环的主要功能是进行血液与组织间物质的交换，其功能的调节在生理、病理方面都有重要意义。且还能使淋巴循环加强，淋巴细胞的吞噬能力活跃。此外，由于拔罐后自家溶血现象，随即产生一种类组织胺的物质，随体液周流全身，刺激各个器官，增强其功能活力，这有助于机体功能的恢复。

第二节　急诊临床应用

1. 皮肤性疾病

带状疱疹及后神经痛、痤疮、荨麻疹、湿疹等。

2. 关节疾病

肩周炎、颈椎病、腰椎间盘突出症、痛风性关节炎等

3. 神经系统疾病

周围性面瘫、坐骨神经痛等。

4. 其他疾病

乳腺炎、足底感染伤口愈合、肌肉组织纤维炎、腰肌劳损、急性腰扭伤、急性感冒、外感咳嗽风寒表证。

第三节　操作规范

一、用物准备

治疗盘、玻璃罐（种类及大小合适）、小口瓶、酒精灯、95% 酒精、棉球、持物钳、火机、纱布、纸巾、凡士林、必要时备浴巾、屏风等。

二、操作步骤

1. 根据部位选择坐位或卧位，暴露并清洁拔罐的皮肤。

2. 用镊子夹一个 95% 的酒精棉球，或者用镊子夹住棉球蘸 95% 的酒精后点燃，点燃后，使火在罐内中段绕 1 ~ 2 圈后，立即抽出，迅速将罐扣在应拔的部位，即可吸附在皮肤上。注意切勿将罐口烧热，勿使酒精滴在瓶口，以免烫伤皮肤。

3. 行罐：临床拔罐时，可根据不同的病情，选用不同的行罐法，常用的有以下几种：

① 留罐：又称坐罐，是常用的一种方法。即将罐吸附在体表后，使罐留置一定时间，一般留置 5 ~ 15 分钟，再将罐起下。此法多用于急慢性软组织损伤、风湿痹痛等症。

② 走罐：亦称推罐，即先在施罐部位皮肤上涂抹润滑剂型（如凡士林），将罐拔住后，用右手或双手握住罐底，稍倾斜，前半边略微提起，后半边着力慢慢向前推动，向上下、左右或循经往返推动数次，直至皮肤红润、充血，甚至瘀血。要求动作轻柔，用力均匀、平稳。此法适宜于面积较大，肌肉丰厚而平整的部位，如脊背、腰臀、大腿等部位。此法多用于急性热病、风寒湿痹瘫痪麻木、肌肉萎缩等症。

③ 闪罐：即将罐吸附于应拔部位，立即起下，如此反复多次地拔住、起下，直至皮肤潮红为度。此法适用于不宜留罐的患者，如小儿、年轻女性的面部，以及肌肉松弛、吸拔不紧的部位，多用于局部皮肤麻木、疼痛或功能减退等虚证性疾患。

④ 刺络拔罐：即在应拔部位的皮肤消毒后，用三棱针点刺出血或用皮肤针叩打后，再将罐吸拔于点刺部位，使之出血，以加强刺血治疗的作用。一般刺血后拔罐留置 10 ~ 15 分钟，用于治疗丹毒、扭伤、乳痈等。

⑤ 针罐：可分为留针拔罐和不留针拔罐两类。留针拔罐即在针刺留针时，将罐拔在以针为中心的部位上，约 5 ~ 10 分钟，待皮肤红润、充血或瘀血时，将罐起下，然后将针起出，此能起到针罐配合的作用。不留针拔罐法指针刺后立即去针，或虽留针，但须至取针后再在该部拔罐。

4. 起罐：起罐时，一手握住罐体腰底部，稍倾斜，另一手拇指或食指从罐口旁边按压一下，使气体漏出罐内，即可将罐取下。若罐吸附过强时，切不可用力猛拔，以免擦伤皮肤。抽气罐则向罐内注入空气后罐脱落，贮药罐则先将拔罐部位调整成侧面后在起罐。

第四节　注意事项

1. 拔罐时室内须保持温暖避风，防止受凉。

2. 拔罐时要选择适当体位和肌肉丰满的部位，若体位不当、移动、骨骼凸凹不平，毛发较多的部位，罐体容易脱落。

3. 拔罐时要根据部位的面积大小而选择大小适宜的罐，初次治疗及体弱、紧张、年老、儿童等，易发生意外反应的患者，宜选小罐具，且拔的罐要少，同时选用卧位，随时注意观察患者的面色、表情及时发现和处理意外情况。

4. 用火罐时应注意勿灼伤或烫伤皮肤，若烫伤或留罐时间太长而皮肤起水疱时，小的无须处理仅敷以消毒纱布，防止擦破，可任其吸收，水疱较大时，用消毒针将水放出，涂以龙胆紫或用消毒纱布包敷，以防感染。

第五节　典型病例

患者陈某，女，45 岁，患者受凉后出现头痛，鼻塞流涕，偶有咳嗽，恶风畏寒，口不渴，苔薄白，脉浮紧。考虑诊断感冒，服用相关药物后上述症状虽减轻仍未痊愈，医嘱给予拔罐，选背部督脉及膀胱经穴为主。以留罐和走罐法治疗。先以闪火法拔罐，待皮肤潮红后，再将火罐移至两侧膀胱经走罐 3 ~ 5 次，最后将火罐停于大椎、风门、肺腧，留罐 10 分钟。3 日后患者症状明显缓解。

第六节　拔罐操作评分标准（表 9–1）

表 9–1　拔罐操作评价标准

[适应证] 腰背肩臂腿痛、软组织闪挫扭伤、感冒、头痛、咳嗽、哮喘、胃脘痛、腹痛、痛经等。

时间：　　　　姓名：　　　　总分：

项目		评分要点	分值	扣分
准备工作（15 分）		1. 评估患者：交代拔罐治疗必要性、操作流程，了解患者疼痛耐受程度等，取得患者理解	3	
		2. 评估环境：整洁、安全。必要时用屏风遮挡	2	
		3. 操作前准备：衣帽整洁，仪表端庄，操作前洗手、戴口罩 技能操作相关器具准备齐全	10	
操作过程（70 分）	患者体位	协助患者选取合适体位，充分暴露拔罐部位	10	
	手法	1. 根据患者病情选择正确拔罐手法，定位准确合理	10	
		2. 一手持止血钳夹大小适中棉球吸取酒精后点燃，另一手握住罐体，罐口朝下，将点燃的酒精棉球伸入罐的底部或中部绕 1 ~ 2 周后迅速将火退出，立即将罐叩在所取部位，使之吸附在皮肤上。将酒精棉球置小口瓶中灭火。待火罐稳定后方可离开，防止火罐脱落。 拔罐方法： （1）留罐：火罐吸附在皮肤上不动，留置 5 分钟左右，使局部呈红操作手法紫现象。 （2）闪罐：火罐吸附在皮肤上后，立即将罐取下，反复多次吸拔，至局部呈现红紫现象。 （3）走罐：先在应拔局部皮肤上均匀涂上一层凡士林，将罐吸附在皮肤上后，操作者一只手扶住罐体用力向上下左右来回推动，另只手固定皮肤，推动时罐体前半边略提起后半边着力，至局部呈现红紫现象。	30	
		3. 随时观察火罐吸附情况和皮肤颜色，询问患者感觉	10	

（续表）

项目		评分要点	分值	扣分
操作过程（70分）	后期处理	1. 拔罐完毕，清洁局部皮肤，协助患者着衣	5	
		2. 清理用物、归还原处，洗手、做好记录	5	
评价（15分）	评估效果	1. 患者体位合适、安全舒适，局部皮肤无损伤，症状改善	5	
		2. 所选位置与拔罐方法符合病情，定位准确，操作熟练。拔罐时间合理	5	
		3. 医患沟通有效，符合临床实际，体现人文关怀	5	
总分			100	

参考文献

[1] 林振邦 . 先秦两汉简帛医书的疾病观研究 [D]. 北京：北京中医药大学，2019.

[2] 常娜，郭新荣 . 拔罐疗法治疗临床常见疾病概况 [J]. 现代中医药，2017，37（03）：84-88.

[3] 孟祥燕 . 拔罐疗法治疗优势病症的文献研究 [D]. 济南：山东中医药大学，2011.

第十章

刮痧治疗技术

刮痧疗法，起源于先秦，到明清得到了长足的发展，是在中医经络腧穴理论指导下，利用一定器具在身体局部皮肤上进行刮拭，使局部皮肤充血出痧，从而疏经活络、调和营血、活血化瘀，达到扶正祛邪保健强身的一种外治法。可用于内外妇儿科、五官科等各科疾病治疗。特别是对于颈椎病、肩周炎、落枕、头痛、腰背痛、失眠、感冒疗效显著。

第一节 作用及机理

现代医学对刮痧治疗疾病的很多机制还并不明确。其疗效机制的实验研究已从新陈代谢、免疫抗炎、神经调节、内分泌、皮肤组织血管方面进行探讨。但目前有关刮痧的临床及实验研究仍存在一些不足，中医认为刮痧对人体的作用机制是通过刺激穴位、皮肤经络，将体内邪气驱逐出体表、通达于外，从而达到祛除邪气，活血通络，增强脏腑功能的作用。

第二节 急诊临床应用

本疗法临床应用范围较广。以往主要用于痧症，现扩展用于呼吸系统和消化系统等疾病。

1. 痧症

多发于夏秋两季，微热形寒，头昏、恶心、呕吐，胸腹或胀或痛，甚则上吐下泻，多起病突然。

取背部脊柱两侧自上而下刮治，如见神昏可加用眉心、太阳穴。

2. 中暑

取脊柱两旁自上而下轻轻顺刮，逐渐加重。

3. 伤暑表证

取患者颈部痧筋（颈项双侧）刮治。

4. 伤暑里证

取背部刮治，并配用胸部、颈部等处刮治。

5. 湿温初起

见感冒、厌食、倦怠、低热等证。

取背部自上而下顺刮，并配用苎麻蘸油在腘窝、后颈、肘窝部擦刮。

6. 感冒

取生姜、葱白各 10 克，切碎和匀布包，蘸热酒先刮擦前额、太阳穴，然后刮背部脊柱两侧，也可配刮肘窝、腘窝。如有呕恶者加刮胸部。

7. 发热咳嗽

取颈部向下至第四腰椎处顺刮，同时刮治肘部、曲池穴。如咳嗽明显，再刮治胸部。

8. 风热喉痛

取第七颈椎至第七胸椎两旁（蘸盐水）刮治，并配用拧提颈部前两侧肌肉（胸锁乳突肌）约 50 次。

9. 呕吐

取脊柱两旁自上而下至腰部顺刮。

10. 腹痛

取背部脊柱旁两侧刮治。也可同时刮治胸腹部。

11. 疳积

取长强穴至大椎穴处刮治。

12. 伤食所致呕吐腹泻

取脊椎两侧顺刮。如胸闷、腹胀剧痛，可在胸腹部刮治。

13. 头昏脑涨

取颈背部顺刮。配合刮治或按揉太阳穴等。

14. 小腿痉挛疼痛

取脊椎两旁（第五胸椎至第七腰椎）刮治，同时配用刮治腘窝。

15. 汗出不畅

取背部、胸部顺刮。如手脚出汗不畅者，可在肘部、腘窝处刮治。

16. 风湿痹痛

取露蜂房 100 克，用酒浸 3 日后，蘸酒顺刮颈、脊柱两旁，同时取腘窝、肘部或痛处刮治，每日 2 次。

第三节 操作规范

一、用物准备

治疗盘、治疗碗（内盛刮具及纱布 2 ～ 3 块），另备治疗碗盛少量清水或药液，弯盘，必要时备浴巾，屏风等。

二、操作步骤

1. 根据部位选择坐位或卧位，暴露并清洁刮痧的皮肤，涂介质。

2. 刮拭刮痧板与皮肤保持 45 度左右，利用腕力和臂力，用力均匀适中，由轻渐重，顺一个方向进行刮拭，刮痧部位应尽量拉长，刮完一个部位再刮另一处。以出痧或能耐受为度，每个部位刮痧一般 10 ～ 20 次。

3. 顺序按头部、颈部、背部（胸椎部、腰椎部、骶椎部）、胸部、腹部、上肢（内侧、外侧）下肢（内侧、外侧）的顺序进行刮拭。

4. 刮痧结束后，用干净手纸或毛巾将刮拭部位介质拭干，轻轻揉按片刻，让患者休息片刻方可离开。痧斑消失后再进行下一次刮痧。

第四节 注意事项

1. 对于不出痧或出较少的人，未必强求出痧。

2. 刮痧出痧后 1 ～ 2 小时内忌洗凉水澡。

3. 刮痧时应避风，注意保暖，室温较低时应尽量减少暴露部位，夏季高温时不可在电扇处或有对流风处刮，冬季或天气寒冷时刮痧时间宜稍长，夏季或天气热时则刮痧时间宜缩短。

4. 体弱特别紧张怕痛的患者宜用补法刮拭，若有晕刮者，应停止刮痧，让其平卧，处理同晕针。

5. 勿来回刮拭和刮伤皮肤。

6. 不可连续大面积出痧治疗，以保护正气。

第五节　典型病例

患者张某，男，58 岁，患者头痛起之较急，其痛如破，连及项背，恶风畏寒，遇风尤剧，口不渴，苔薄白，脉浮紧。医嘱给予刮痧，选背部两侧膀胱经俞穴。头部：① 督脉经—百会至哑门 。② 足少阳胆经—双侧风池（面刮法）。③ 手阳明大肠经—双侧迎香（面刮法）。背部：督脉经—大椎至至阳（面刮法）。以头痛为主要症状的感冒则加：① 经外奇穴—双侧太阳（点按法 / 角刮法）。② 足少阳胆经—风池（角刮法）。③ 督脉经—百会（点按法 / 角刮法）。患者症状明显缓解。

第六节　刮痧操作评分标准（表 10–1）

表 10–1　刮痧操作评分标准

［适应证］ 颈椎病、肩周炎、落枕、头痛、腰背痛、失眠、感冒等。

时间：　　　　姓名：　　　　　　　　　　　　　　　　　　　　总分：

项目	评分要点	分值	扣分
准备工作（15 分）	1. 评估患者：交代刮痧治疗必要性、操作流程，了解患者疼痛耐受程度等，取得患者理解	5	
	2. 评估环境：整洁、安全。必要时用屏风遮挡	5	
	3. 操作前准备：衣帽整洁，仪表端庄，操作前洗手、戴口罩 技能操作相关器具准备齐全	5	

（续表）

项目		评分要点	分值	扣分
操作过程（70分）	患者体位	协助患者选取合适体位，充分暴露刮痧部位	5	
	手法	1. 根据患者病情选择正确刮痧手法，定位准确合理	5	
		2. 手持刮痧工具，蘸水或润滑剂，在患者体表的确定部位按一定方向进行刮拭，操作时力度要均匀，适中，由轻渐重，不可忽轻忽重，以患者能耐受为度。一般采用腕力，臂力，忌用蛮力。刮痧要顺一个方向刮，在需要刮痧的部位单向重复地刮，不可来回刮。 手法刮痧方法：一般每部位刮 10 ～ 20 次。以皮下呈现轻微紫红或紫黑色痧点、斑块即可。 ①面刮：在身体平坦部位，用刮板一侧边缘接触皮肤，刮板与皮肤间的角度约 45 度进行刮拭。 ②角刮：在凹凸部位，用刮板的角部在穴位上以较短的距离进行刮拭。	40	
		3. 随时询问患者对刮痧治疗的反应，及时调整或停止操作	5	
	后期处理	1. 刮痧完毕，协助患者着衣	5	
		2. 清理用物、归还原处，洗手、做好记录	5	
评价（15分）	评估效果	1. 患者体位合适、安全舒适，局部皮肤无损伤，症状改善	5	
		2. 所选位置与刮法符合病情，定位准确，操作熟练。刮痧时间合理	5	
		3. 医患沟通有效，符合临床实际，体现人文关怀	5	
总分			100	

参考文献

[1] 杨金生，王莹莹，赵美丽，等．“痧”的基本概念与刮痧的历史沿革 [J]. 中国中医基础医学杂志，2007（02）：104-106.

[2] 杨敏，岳容兆，张沁，等．基于文献计量学探析单一刮痧疗法的临床病症谱 [J]. 护理研究，2019，33（08）：1320-1324.

[3] 曹星星，席瑾，缪丹，等．浅述刮痧的内涵与理论基础 [J]. 浙江中医药大学学报，2019，43（06）：559-561.

第十一章 耳穴压豆治疗技术

耳穴压豆法是将王不留行籽贴压在耳郭上相应的反应点，给予适度的揉、按、捏、压，使其产生麻、胀、痛等刺激感应，以达到治疗目的的一种外治疗法。此法操作简便，每周 1 ~ 2 次，疗效独特且稳定。

第一节 历史渊源

1973年长沙马王堆四号汉墓出土了大量帛书。其中《阴阳十一脉灸经》中有关于“耳脉”的记载。《灵枢·邪气脏腑病形篇》提到：“十二经脉，三百六十五络，其血气结走上于面，而走空窍……其别气走于耳而为听。”《灵枢·口问篇》：“耳者，宗脉之所聚也！”唐代《备急千金方》：“取耳中孔上横梁，针灸之，治马黄黄疸，寒暑疫毒等病”。耳中穴，相当于现在的耳轮脚。并对耳中穴位的功能和主治做了详细的描述。《千金翼方》还记载了耳穴——阳维穴：灸耳后筋上阳维穴可治耳风聋雷鸣，灸耳阳维五十壮，在耳后，引耳令，弦弦筋上是。“这就是阳维穴的位置、主治和施治方法。”明代《针灸大成·经外奇穴》中记载：“耳尖二穴，在耳尖上，卷耳取尖上是穴，治眼生翳膜，用小艾炷五壮。”详细记述了耳尖穴的部位、取穴法和主治，这个耳穴的穴名和取穴法一直沿用到现在。耳尖这个穴位非常的重要，它在耳穴治疗当中起到了很多见证奇迹的时刻。退热，消炎，镇静，降压，安眠，止痛，抗风湿，抗过敏，提高免疫功能和清脑明目。民间当猪、牛、羊发生瘟疫时，常用碎碗片或刀具划破耳郭放血治疗，或剪耳尖治疗。运用耳郭诊断疾病，在《黄帝内经》中早有记载。古代医学已注意到通过观察耳朵的位置、大小、厚薄、形态及颜色来诊断脏腑的机能，尤其是肾的情况。《黄帝内经·灵枢·世传篇》记载：“肾者主为外，使之远听，视耳好恶，以知其性。”《黄帝内经·灵枢·本脏篇》记载：“耳黑色小理者肾小，粗理者肾大，耳高者肾高，耳后陷者肾下，耳坚者肾坚，耳薄不坚者肾脆。”所以耳朵大、长、厚就是长寿之相。医家王肯堂在《证治准绳》中指出：“凡耳轮红润者生，或黄或黑或青而枯燥者死，薄而白，薄而黑者皆为肾败。”

第二节 作用及机理

1. 耳穴与神经体液的关系

实验研究表明耳穴刺激的传入冲动，在影响中枢神经系统功能状态的同时，一方面通过丘脑系统调节交感和副交感神经的平衡，另一方面还可能通过丘脑–垂体系统影响体液中激素的动态平衡来激发机体内非特异性的防御反应。

2. 生物全息学说

认为耳朵是人体的一个全息胚即整个人体的缩影，包含着人体各部位的病理、生理信息。

3. 其他

生物电学说、生物控制论学说、闸门控制学说、免疫学说、德尔他反射学说等。

第三节　常用耳穴的定位与主治

下脚端（交感）：在对耳轮下脚与对耳轮内侧交界处。主治消化、循环系统功能失调、痛经等。

子宫（精宫）：在三角窝耳轮内侧缘的中点。主治月经不调、白带、痛经、阳痿、遗精等。

神门：在三角窝外1/3处，对耳轮上、下脚交叉前。主治失眠、多梦、炎症、咳喘等。具有解毒、镇静、止痛的功效。

下屏尖（肾上腺）：在耳屏下部隆起的尖端。主治低血压、昏厥、咳喘等。

脑（皮质下）：在对耳屏内侧面。主治失眠多梦、疼痛性病症、智力发育不全等。

屏间（内分泌）：在内屏间切迹内耳甲腔底部。主治生殖系统功能失调、更年期综合征、皮肤病等。

胃：在耳轮脚消失处。主治胃痛、呕吐、呃逆、消化不良等。

膀胱：在对耳轮下脚下缘，大肠穴直上方。主治膀胱炎、尿闭。

肾：在对耳轮下脚下缘，小肠穴直上方。主治泌尿、生殖系统疾病，妇科疾病，腰痛、失眠、眩晕、耳鸣等。

肝：胃穴与十二指肠穴的后方。主治肝气郁结的病证，如胁痛、目疾、月经不调等。

脾：在肝穴下方，耳甲腔的外上方。主治消化不良、腹胀、慢性腹泻、胃痛等。

心：在耳甲腔的外上方。主治消化不良、腹胀。

肺：在心穴的上下外三面。主治呼吸系统疾病、皮肤病。

耳尖：将耳轮向耳屏对折时，耳部上尖端处。主治发热、高血压、目赤肿痛等。

升压点：在屏间切迹下方。主治低血压、虚脱。

第四节　急诊临床应用

一、胆石症

胆石耳穴方(《中国民间疗法》) 王不留行籽。取耳穴胰、肝、胆、脾、胃、食道、贲门、内分泌、皮质下、交感、神门等。将王不留行籽放置在一块 0.6cm × 0.8cm 见方的橡皮膏中央，上述耳穴(单侧)分别各贴置一块，间隔 1 ~ 2 天后撕去，贴另一耳穴，反复交替。每次饭后用手轻轻揉按各穴，共 20 分钟左右，以加强刺激。治疗期间每天中午食脂肪餐，可吃油煎鸡蛋两个或其他高脂肪、高蛋白饮食。功能疏肝利胆排石。主治胆石症。

二、失眠

压豆安眠方 [中医杂志 1990(10)：46] 王不留行籽。选择耳穴神门、皮质下、枕、垂前、失眠（主穴）；心、肝、脾、肾、胆、胃（配穴）。先用 75% 酒精局部消毒，然后取王不留行籽贴在 0.6cm 大小的胶布中间，对准穴位贴敷，并用手指按压，每日 3 ~ 5 次，每次 3 分钟左右，贴敷 1 次持续 3 ~ 5 天。功能清心安神，交通心肾。主治顽固性失眠。

三、支气管哮喘

耳穴压豆定喘方[黑龙江中医药 1978(1):36]生白芥子或王不留行籽。取耳部支气管、肺、肾上腺、前列腺、内分泌等穴，将药籽置于 0.3cm×0.5cm 的胶布中央，贴双耳上述穴位，嘱患者每日压 4 ~ 6 次，每次每穴按压 1 ~ 2 分钟。功能宣肺平喘。主治各型哮喘。

四、腹痛

腹痛耳穴压豆方(经验方)王不留行籽或白芥子。取耳穴腹点、腹痛点、脾俞点，将药籽置于 0.3cm×0.5cm 的胶布上，贴于双侧上述部位，嘱患者半小时按压 1 次，每次按压 5 分钟。功能理气止痛。主治各种原因所致的腹痛。

五、胆囊炎

利胆耳穴方(《中医外科》)王不留行籽。用耳穴探测仪检查，在耳穴压痛点上敷贴中药王不留行籽。每日或隔日 1 换，10 次为 1 疗程。功能疏肝利胆止痛。主治胆囊炎、胆区疼痛。

六、冠心病

冠心止痛方 [四川中医 1987（2）：28] 王不留行籽。取耳穴心、冠状动脉后（位于三角窝内侧和耳轮脚末端）、小肠、前列腺后穴，取王不留行籽置于菱形胶布上，贴一侧耳穴上述各穴，嘱患者每日按压 4 次，每次每穴按压 40 次，5 天交换 1 次，10 天为 1 疗程。功能理气活血止痛。主治冠心病、心包炎、胸膜炎等引起的心前区疼痛。

七、高血压病

降压耳穴方 [黑龙江中医药 1988（4）：29 ~ 31] 王不留行籽。取单侧耳降压沟、降压点、神门、内分泌、脑、耳后肾穴。将王不留行籽置于菱形胶布上，压于耳穴上，每穴压 1 粒，每次按揉各穴 3 ~ 5 分钟，每日按压 3 次，每隔 3 日换压对侧穴位，1 个月为 1 疗程。功能降血压。主治各种原因引起的高血压。

八、眩晕

止晕耳穴方 [江西中医药杂志 1988（1）：43] 王不留行籽。主穴：内耳、额、枕、脑点、神门、交感；配穴：肝阳上亢加心、肝、肾、三焦。气血亏虚加脾、胃、肾；肾精不足加肾、子宫或睾丸、内分泌；痰浊内蕴加肺、脾、肾、皮质下；瘀血阻络选加脑干、肾、内分泌、皮质下。将王不留行籽贴压于穴位上，每穴 1 粒，隔日换药 1 次，3 次为 1 疗程。功能滋阴潜阳、活血化瘀、化痰通络。主治各型眩晕。

九、水肿

利水消肿耳穴方[中国针灸 1989(6):15]王不留行籽。主穴：肾、肾俞、输尿管、膀胱；配穴：交感、肾上腺、神门、三焦、内分泌，根据病情再配以心、肝、脾、肺穴。将粘有王不留行籽的胶布贴于所选穴位上，嘱患者每日按捏十几次，每次 3 ~ 5 分钟。每次选 3 ~ 4 个穴。2 天 1 次，1 周为 1 疗程。功能疏通三焦。化气行水。主治各型水肿。

十、自汗

止汗耳穴方（经验方）王不留行籽。选择耳穴肺、交感、肾（主穴）、内分泌、肾上腺、三焦（配穴）。局部常规消毒后，将粘有王不留行籽的 0.6cm 见方的胶布对准穴位敷贴。用手指按压 3 分钟，每日 5 次。3 ~ 5 天换穴 1 次。功能调阴阳和营卫。主治自汗、盗汗。

十一、尿潴留

耳穴利尿方[北京中医 1986(5):58]火柴 1 根。在耳穴的泌尿区（肾、膀胱点），找出明显的压痛点，以火柴棍的火药端，捻转压迫，强刺激，两耳交替进行，每个压痛点捻转压迫 5 分钟。功能化气行水利小便。主治肛门术后尿潴留。

十二、泌尿系结石

排石利尿方［吉林中医药 1986（4）：15］王不留行籽。耳穴肾、膀胱、输尿管、尿道、三焦、外生殖器。用带王不留行籽的胶布固定于穴点处，每日压迫 5 次（每次按压处微痛为度），每次 30 分钟，3 日换药一次。并嘱患者在按压前 20 分钟，饮水 250 ~ 500mL，并适当增加活动量。功能利水通淋排石。主治泌尿系结石、小便淋漓。

十三、颈椎病

颈椎病耳穴压豆方（《耳穴诊疗法》）王不留行籽。选择颈椎耳穴相应部位对称贴压，3 天换贴 1 次，治疗间酌情进行耳穴局部按摩。双耳贴压 10 次为 1 疗程。主治各型颈椎病。

十四、腰痛

耳穴压豆止痛方（《耳穴诊疗法》）王不留行籽。耳穴腰、肾、肝、神门等，按耳穴压豆法操作，3 天换 1 次，1 个月 1 疗程。功能补养肝肾。主治肾虚腰痛。

十五、月经不调

耳穴压豆调经方[河北中医 1987（3）：17]王不留行籽。主穴：肾、子宫附件、盆腔、内分泌、肾上腺、皮质下、卵巢。配穴：膈、心、肝、脾、腰痛点。以王不留行籽用胶布贴压穴处，主穴必贴，配穴随症选用，左右交替贴压，每日按压 3 ~ 4 次，每次 15 ~ 20 分钟。隔日 1 次，15 次为 1 疗程，连贴两个疗程，间隔半个月可继续贴。功能凉血活血、调经止血。主治月经过多的月经不调。

十六、闭经

通经耳穴压豆方[云南中医杂志 1985（5）：37]绿豆。以绿豆压耳穴内分泌、子宫、肾、卵巢、肝，每次取单侧，每 3 日交换 1 次，连用至愈。功能调气血通经脉。主治各种闭经。

十七、痛经

调经止痛方[湖北中医杂志 1986（6）：44]王不留行。以王不留行用胶布贴压子宫、肝、胆、肾、腹、内分泌、肾上腺、降压沟、耳迷根穴位。每日按压 10 次以上，越痛越按。功能调经止痛。主治各种痛经。

十八、小儿遗尿

耳穴压豆遗尿方 [中医药学报 1987（4）：32] 王不留行。耳穴取膀胱、肾、脾、胃、心、神门、脑点。常规消毒一侧耳郭，将王不留行籽粘在 0.3×0.3cm 见方的胶布上，对准以上所选穴位贴压。嘱其每日按压 3 次，每次 5 分钟左右，睡前必须按压 1 次。每 6 日两耳交替贴压 1 次。治疗期间定时换醒小儿小便。功能温补下元。主治小儿遗尿。

十九、失音

耳穴压豆发音方（经验方） 王不留行籽。选取耳穴肺、大肠、肾、膀胱等处，埋压王不留行籽，胶布固定。功能滋肾润肺。主治肺肾阴虚型失音。

第五节　操作规范

一、用物准备

治疗盘、探针、棉签、消毒剂、镊子、王不留行籽、胶布、剪刀、弯盘。

二、操作方法及按压方法

具体操作是将表面光滑近以圆球状或椭圆状的中药王不留行籽或小绿豆等，贴于0.6cm×0.6cm的小块胶布中央，然后对准耳穴贴紧并稍加压力，使患者耳朵感到酸麻胀或发热。贴后嘱患者每天自行按压数次，每次1～2分钟。每次贴压后保持3～7天。

耳穴压豆的关键是选准穴位，即耳郭上的敏感点，常用的选穴方法有以下几种：

1. 直接观察法

对耳郭进行全面检查，观察有无脱屑、水泡、丘疹、充血、硬结、疣赘、色素沉着等，出现以上变形、变色点的相应脏腑器官往往患有不同程度的疾病，可以用耳穴贴压治疗。

2. 压痛点探查法

当身体患病时，往往在耳郭上出现压痛点，而这些压痛点，大多是压豆刺激所应选用的穴位。方法是，用前端圆滑的金属探捧或火柴棍，以近似相等的压力，在耳郭上探查，当探捧压迫痛点时，患者会呼痛、皱眉或出现躲闪动作。

第六节　注意事项

1. 每次以贴压5～7穴为宜，每日按压3～5次，隔1～3天换1次两组穴位交替贴压。两耳交替或同时贴用。

2. 动作轻巧，按压力度均匀适中，使患者有热、麻、胀、痛等感即可。

3. 贴压耳穴应注意防水，以免脱落，一旦胶布潮湿，脱落应及时更换。

4. 夏天易出汗，贴压耳穴不宜过多，时间不宜过长，以防胶布潮或皮肤感染。

5. 如对胶布过敏者，可用黏合纸代之。

6. 对过度饥饿、疲劳、精神高度紧张、年老体弱、孕妇按压宜轻急性疼痛性病症宜重手法强刺激。

第七节　典型病例

患者李某，男性，72 岁，自诉患高血压 11 年，平时常规服用降压药物控制血压。最近时感手脚麻木、头晕、头痛，近 1 周的血压值波动在收缩压 150 ~ 180 mmHg、舒张压 100 ~ 115 mmHg。运用中医四诊的方法收集资料，患者形体胖、舌红、苔白、脉弦，证属：肝阳上亢、肝火上炎。治法：平肝潜阳、泻火宁神。针对患者的具体病情，选择中医耳穴压豆治疗，取单侧耳降压沟、降压点、神门、内分泌、脑、耳后肾穴。将王不留行籽置于菱形胶布上，压于耳穴上，每穴压粒，每次按揉各穴 3 ~ 5min，每日按压 3 次，每隔 3 日换压对侧穴位，连续治疗 1 个疗程，测量血压为：收缩压 140 ~ 175mmHg、舒张压 100 ~ 105mmHg，继续治疗 1 个疗程，测量血压：收缩压 135 ~ 150mmHg、舒张压 90 ~ 100mmHg，期间四肢麻木、头晕头痛症状缓解。

第八节　耳穴压豆操作评分标准（表 11-1）

表 11-1　耳穴压豆操作评分标准

[适应证] 1. 各种疼痛性疾病，各种慢性、炎症性、功能紊乱性、过敏与变态反应性以及内分泌代谢性病症。
2. 预防感冒、晕车、晕船、预防和处理输血、输液反应。
3. 戒烟、戒毒、减肥、麻醉、催产、催乳等。

总分：100 分

项目	考核内容	分值	评分要求
评估 10 分	1. 核对医嘱 核对医嘱、治疗卡、床号、姓名。	3	一项未核对或核对不准确扣 2 分，扣完为止。
	2. 评估患者 ① 患者耳部的皮肤情况。 ② 患者既往病史，目前症状，发病部位及相关因素。 ③ 患者对疼痛的耐受程度。	5	一项未评估扣 1 分，扣完为止。

（续表）

项目	考核内容	分值	评分要求
评估 10分	④患者心理状态和对治疗疾病的信心。 3. 评估环境 是否清洁、舒适、宽敞、安静，光线充足。	2	一项不符合要求扣1分。
计划 15分	1. 预期目标 ①各种急、慢性疾病的临床症状得到解除或缓解。 ②预防疾病，保健强身。	2	回答漏一项扣1分，不正确全扣。
	2. 准备 （1）操作者自身准备衣、帽、口罩、鞋穿戴整齐，修剪指甲，洗手。	3	前5项不到位每项扣1分，未洗手或洗手方法不正确扣2分。
	（2）用物准备治疗盘、敷料缸（内装药籽或菜籽等），75%酒精、棉签、镊子、探棒、胶布、弯盘、小剪刀等。	8	用物准备每缺一项扣1分，扣完为止。
	（3）患者准备缓解紧张情绪，取合理体位。	2	一项不合要求扣1分。
实施 60分	1. 备齐用物，携至床旁，查对床号、姓名，核对医嘱及治疗卡，做好解释。	5	一项不合要求扣1分，未向患者解释交流全扣，解释不到位酌情扣1～4分。
	2. 遵照医嘱，选择及探查耳穴部位，并作标记。	10	取穴不正确全扣，未作标记扣5分，扣完为止。
	3. 取合理舒适体位，耳穴部位用75%酒精消毒及脱脂。	5	一项不合要求扣2.5分
	4. 左手手指托持耳郭，右手用镊子夹取备好的小方块胶布，中心粘上准备好的药籽，对准穴位紧紧贴压其上，并轻轻揉按1～2分钟。	25	一项不合要求扣5分
	5. 耳穴压豆过程中应询问患者有无轻微热、麻、胀、痛的感觉。	5	未按要求询问及了解患者情况全扣。
	6. 操作完毕，安排舒适体位，整理床单位。	5	一项不合要求扣2.5分。
	7. 清理用物，洗手，做好记录并签名。	5	一项不合要求扣2分，未记录或记录有误全扣。

（续表）

项目	考核内容	分值	评分要求
评价 10 分	1. 患者体位合适，感觉舒适，症状改善。 2. 护士取穴准确，方法正确，操作熟练，坚持查对制度。	5 5	一项不合要求扣 2 分。 一项不合要求扣 2 分，扣完为止。
提问 5 分	提问注意事项。	5	酌情扣分。

［注意事项］

1. 取穴宜根据主要病症取其反应明显的穴位，要少而精，每次以贴压 5 ～ 7 穴为宜，每日按压 3 ～ 5 次，隔 3 天更换 1 次，如有污染及时更换，两组穴位交替贴压，两耳交替或同时贴用。

2. 洗澡洗头时保护好耳部，以延长耳穴贴压的时间。

3. 耳部炎症、冻伤的部位及有习惯性流产史的孕妇禁用。

4. 动作轻巧，按压力度均匀适中，使患者有热、麻、胀、痛等感即可。

5. 贴压耳穴应注意防水，以免脱落，一旦胶布潮湿，脱落应及时更换。

6. 夏天易出汗，贴压耳穴不宜过多，时间不宜过长，以防胶布潮或皮肤感染。

7. 如对胶布过敏者，可用黏合纸代之。

8. 对过度饥饿、疲劳、精神高度紧张、年老体弱、孕妇按压宜轻急性疼痛性病症宜重手法强刺激。

参考文献

[1] 皇甫海全，于海睿，孙静，等 . 耳穴压籽对原发性高血压病患者血压影响的临床研究 [J]. 中医药学报，2013，41（5）：100–102.

[2] 夏阳，高俊雄 . 艾灸百会为主治疗失眠症 30 例 [J]. 针灸临床杂志，2008，（11）：23–24.

[3] 奚永江 . 针法灸法学 [M]. 上海：上海科学技术出版社，1988：78.

[4] 黄丽春 . 耳穴诊断治疗学 [M]. 北京：科学技术文献出版社，1991：135–136.

第十二章

中医治疗蛇咬伤（蝮蛇咬伤）

全世界有蛇类3340多种，毒蛇（venomous snake）超过660种，致命性毒蛇近200种。我国有210多种蛇，其中毒蛇60余种，剧毒类10余种。参照《2018年中国蛇伤救治专家共识》及相关指南，根据株洲地区蛇伤分布特点和规律，发挥中医药治疗毒蛇咬伤的特色，更加有效改善患者局部和全身中毒症状，能够明显提高毒蛇咬伤患者治愈率，缩短治愈时间，降低死亡率、肢体伤残率和危重症发生率。

第一节　中医对蝮蛇咬伤的认识

毒蛇咬伤是指人体被有毒的蛇咬伤后，其毒液由伤口进入人体内而引起的一种急性全身中毒性疾病。根据蛇毒的成分将毒蛇分为神经毒（风毒）类、血循毒（火毒）类和混合毒（风火毒）类。神经毒（风毒）蛇有银环蛇、金环蛇和海蛇；血循毒（火毒）蛇有蝰蛇、尖吻蝮蛇、竹叶青蛇和烙铁头蛇；混合毒（ 风火毒）蛇有蝮蛇、眼镜蛇和眼镜王蛇。现以常见的蝮蛇为主，介绍蝮蛇咬伤的中医诊疗：

一、蝮蛇咬伤的特点

1. 有明确的蝮蛇咬伤病史（时间、地点、咬伤部位）。

2. 局部症状：一般有牙痕两个，间距较小，深而清晰，伤口出血不多，有刺痛及麻木感。伤肢肿胀严重，伤口附近可有大小不等的血疱、水疱，破溃后导致组织溃烂，产生炎性溃疡，常伴有附近淋巴结肿痛。

3. 全身症状：一般咬伤后 1 ～ 6 小时出现头晕头痛、有发热，胸闷、心悸、烦躁、呼吸急促、鼻翼翕动，眼睑下垂、视物模糊、复视、瞳孔缩小，恶心呕吐，四肢乏力、全身肌肉酸痛不适。严重者可出现肝功能损害，电解质紊乱，肾功能损害或衰竭，心功能损害或衰竭及呼吸肌麻痹而呼吸停止。

二、中医证型（风火毒证）特点

主症：患肢红肿、疼痛、青紫，皮下瘀点、瘀斑；全身症状有眼睑下垂，张口不利，颈项强硬，头晕，眼花，胸闷，心悸，小便短赤或不利，大便秘结。

兼症：局部症状或有水疱、血疱，或伤处溃烂；全身症状可有头痛，寒战发热、伸舌不利，颈项强直，恶心呕吐，腹胀、腹痛，四肢关节酸痛，严重者烦躁抽搐，甚至神志昏迷。舌苔黄白相兼，后期苔黄、舌质红、脉弦数。

三、蝮蛇伤的生化变化特点

蝮蛇咬伤者，血清丙氨酸氨基转移酶、天门冬酸氨基转移酶 、乳酸脱氢酶及肌酸激酶可升高，血糖可应激性升高。如有急性肾功能损害者，血清尿素氮、肌酐及血清钾升高。

四、鉴别诊断

无毒蛇咬伤：无毒蛇咬伤伤口处多数仅有细小呈弧形排列的牙痕，局部轻度疼痛与肿胀，并持续短暂且不扩大或加重，无全身中毒症状。

蜈蚣咬伤：表现为局部剧痛，炎症反应显著，可有组织坏死，与火毒蛇咬伤相似。但蜈蚣咬伤牙痕横排呈楔状，无下颌牙痕，全身症状轻微或无。

第二节　中医治法

一、中医外治法

1. 清创

咬伤部位局部常规消毒，对准咬伤部位沿血管肌腱走向作“一”字切开深达皮下，从近端向远端将毒血挤出，再用双氧水反复冲洗，最后用纱条覆盖伤口并包扎。

2. 针刺、火罐治疗

被蝮蛇咬伤后可于手指蹼间（八邪穴）或足蹼间（八风穴），皮肤消毒后用三棱针或粗针头与皮肤平行刺入约 1cm，迅速拔出后将患肢下垂，并由近心端向远端挤压以排除毒液，也可用拔火罐的方法吸除伤口内的血性分泌物，达到减轻局部肿胀和吸出蛇毒的作用。

3. 隔蒜灸

对咬伤部位局部消毒，然后作“一”字切开皮下，用双氧水、生理盐水、碘伏反复冲洗消毒。取新鲜独头大蒜，切成厚约 0.1 ~ 0.3cm 的蒜片，用针在蒜片中间刺数孔，放于局部，上置艾柱施灸。每次灸 3 ~ 5 壮，每日灸 2 次，3 天为一疗程。

4. 中药涂敷

使用具有解毒排毒、消肿止痛作用的中药酊剂或粉剂水调涂敷患处。推荐方药：将重楼研成粗末，与 75% 乙醇按 3 ∶ 7 的比例浸泡 1 周后备用，使用时将药液外涂患处，每日 3 ~ 4 次，3 天为一疗程。

5. 刺络拔罐

若患肢肿胀明显者，局部可予刺络拔罐，每日或隔日 1 次。

6. 中药泡洗技术

对于患者肢体肿胀、关节功能障碍者可选择具有活血利湿、消肿止痛作用的中药泡洗患处。推荐方药：刘寄奴、苏木、威灵仙、红花、冰片、明矾、伸筋草、透骨草等。水温宜 37 ~ 40℃，每次泡洗 15 ~ 30 分钟，每日 1 次，3 天为一疗程。

二、中医内治法

风火毒证候：局部肿胀较重，一般多有伤口剧痛，或有水疱、血疱、瘀斑或伤处溃烂；全身症状有头晕，头痛，眼花，恶寒发热，胸闷心悸，恶心呕吐，大便秘结，小便短赤或无尿，严重者烦躁抽搐，甚至神志昏愦；舌质红，舌苔白黄相兼，后期苔黄，脉弦数。

治法：清热解毒，凉血熄风。

推荐方药：黄连解毒汤（《外台秘要》）合五虎追风散（《晋南史全恩家传方》）加减。

常用药：黄连、黄芩、栀子、黄柏、蝉蜕、僵蚕、全蝎、防风、生地黄、牡丹皮、半边莲、重楼等。

用药加减：若吞咽困难，加玄参、山豆根、射干以清热利咽；若胸闷、呕逆，加竹茹、法半夏以降逆止呕；若烦躁不安或抽搐，加羚羊角、钩藤、珍珠母，以镇惊安神熄风；若大便秘结，加生大黄、枳实、厚朴泻下热结；若小便短赤或尿闭，加车前草、白茅根、泽泻利尿；若瞳孔缩小，视物模糊，加菊花；若神志昏迷，加服安宫牛黄丸清心开窍。

蛇伤兼变证－血热妄行证：多见于蛇伤早、中期。伤口出血不止，患肢见血疱，全身皮肤瘀斑，口、鼻、眼、二阴等七窍出血；脉弦数或细数，舌质绛而少苔，后期脉细弱，舌质淡。

治法：凉血止血，解毒益阴。

推荐方药：犀角地黄汤（《备急千金药方》）加减。

常用药物：水牛角粉、生地黄、赤芍、牡丹皮、墨旱莲、白茅根、半边莲、绿豆衣、麦冬等。用药加减：如呕血、黑便者，加地输炭、茜草、白及凉血收敛止血；尿血严重，加大蓟、小蓟、车前草、三七粉清热凉血止血；如出血不止并见面色苍白，大汗淋漓，神志模糊，甚至昏迷，四肢厥冷，脉微欲绝，为心阳暴脱。选用破格四逆汤。

三、综合疗法

1. 抗蛇毒血清：抗蛇毒血清特异性较高，效果确切，越早应用，疗效越好。由于抗蛇毒血清只对游离在血液中的毒素起作用，而对已与靶细胞结合了的毒素无作用，因此，推荐使用的时间窗为毒蛇咬伤后 24 小时以内（尤以 6 小时以内为佳），超过 48 小时以后使用抗蛇毒血清无效。使用剂量应根据该血清的效价和该种毒蛇排毒量来决定，一般应大于中和排毒量所需要的剂量。儿童用量与成人相等，使用剂量不能减少。

2. 其他用药：根据病情，使用糖皮质激素、破伤风抗毒素、抗生素预防感染等，适当补充能量、维生素，维持水、电解质平衡。如出现脏器功能损害或衰竭应早期评估，及时送入重症监护室综合治疗。

四、护理调摄要点

1. 饮食调理

适宜清淡、易消化食物，忌食辛辣、肥甘、厚腻之品。

2. 情志调理

重视情志护理，避免情志刺激，加强疾病常识宣教，避免恐惧、紧张、焦虑等不良情绪，保持心情舒畅。

3. 体位护理

抬高患肢 15 ~ 30 度，高于心脏水平位。观察皮肤颜色、温度、血运、感觉、肢体运动情况，后期恢复时进行患肢功能锻炼。

五、蛇伤防范及注意事项

基层社区蛇咬伤教育是最重要的预防办法。夏秋两季是蛇伤的高发季节，而长江以南各省为蛇伤高发的区域网。蛇类的昼夜活动有一定规律，眼镜蛇与眼镜王蛇喜欢白天活动（9：00 ~ 15：00），银环蛇则多在晚上活动（18：00 ~ 22：00），蝮蛇白天晚上均有活动。蛇是变温动物，气温达到 18 摄氏度以上才出来活动，所以特别要注意在闷热欲雨或雨后初晴时蛇经常出洞活动。万一遇到蛇，如果它不主动攻击，千万不要惊扰它，尤其不要振动地面，最好绕道而行。不要试图裸手去抓蛇或捡拾看似死亡的蛇，大多数蛇咬伤者是抓蛇或打扰蛇造成的。

第三节　毒蛇伤的典型病例

一、案例一

晏某，女性，70 岁，2020 年 5 月 22 日就诊。患者自诉于 18 点在菜园里摘辣椒被毒蛇咬伤右手中指，手背肿胀厉害，1 小时后及时赶到我们医院急诊科就诊。医生详细询问病情发生经过，判断蝮蛇咬伤的可能性大，于绿色通道安排住院，医师第一时间切开各指缝引毒素排出，现场熬制中药汤剂泡洗右手，患者

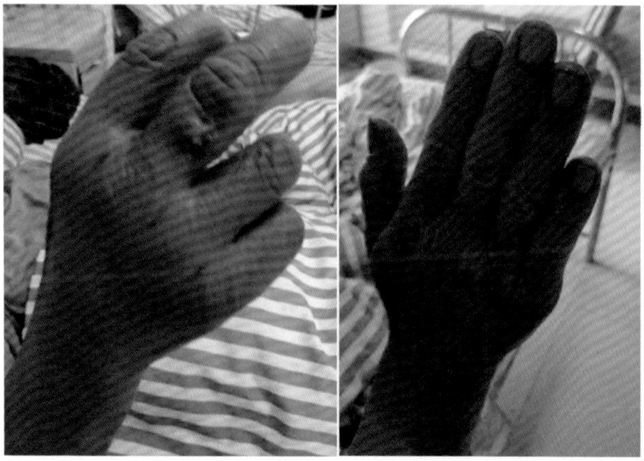

图 12-1　采用三棱针划开手指蹼间（八邪穴），引流渗出液

入院后 6 小时，右手明显消肿，疼痛减轻明显（图 12-1）。

中药外洗方：半边莲 30g，半枝莲 30g，法半夏 20g，白花蛇舌草 30g，紫花地丁 20g，蜈蚣 2 条，大黄 20g，冰片 5g，芒硝 30g，黄柏 20g，天葵子 30g，细辛 10g。

二、案例二

袁某，女性，68 岁，2020 年 5 月 19 日 19 点就诊。患者自诉外出散步时被路旁的毒蛇咬伤左踝关节内侧，在家待了 5 小时，见左踝关节肿痛明显，活动不利，家属送至急诊科就诊。接诊医师考虑袁奶奶年龄高，夜间未见到毒蛇模样，只能根据牙间距，肿胀的程度，发病时间长，选择恰当的蛇毒血清来解毒为首要，避免蛇毒扩散蔓延，采用加倍蛇毒血清的注射量，起到快速解毒，同时内服解蛇毒的中药颗粒剂，通过多解尿液起到排毒的作用，4 天后，左足消肿彻底，能够主动下床活动（图 12-2）。

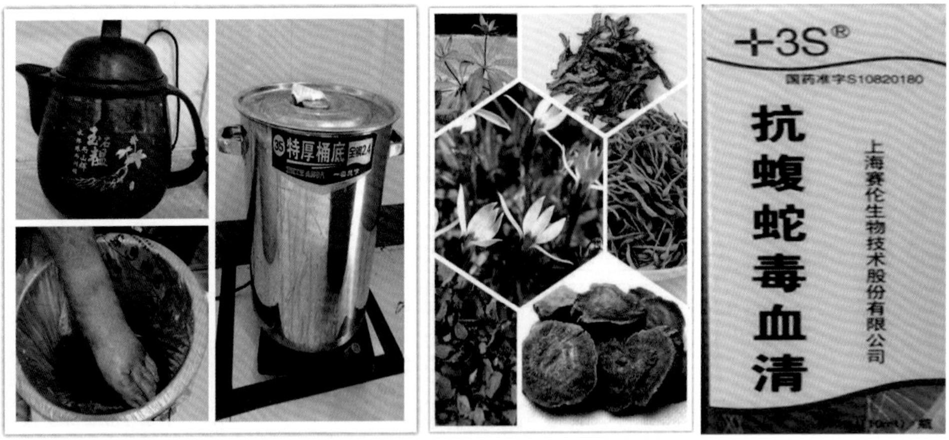

图 12-2　抗蝮蛇毒血清

中药内服方：金银花 20g，蒲公英 20g，连翘 15g，车前草 12g，大黄 10g，菊花 10g，白花蛇舌草 15g，白茅根 10g，赤芍 15g，生地 15g，虎杖 10g，丹皮 10g，甘草 6g。

三、案例三

唐某，男，75 岁，2020 年 9 月 30 日就诊。主诉：五步蛇咬伤致左小腿肿胀、疼痛 2 小时。现病史：患者于 2020 年 9 月 31 日 11 时左右在茶山不慎被毒蛇（五步蛇）咬伤，致左小腿肿胀、疼痛明显，当时即感视物模糊，湖南省直中医医院急诊 120 接诊，入院后急诊医师诊断为“毒蛇咬伤”入院。刻下：左小腿肿胀，疼痛，伤后未进食，未解大小便，伤后无昏迷史。无明显既往史及过敏史。专科体查：左小腿下段前侧见两个牙印（一处血水疱、一处针眼大小），左足、左踝及左小腿下段稍肿胀（上周径约 32.5cm，下周径约 23cm），压痛，左足背动脉可扪及。

诊疗经过：诊断考虑毒蛇咬伤（五步蛇）；鉴于患者目前病情危重，凝血功能明显异常，血小板低，在治疗过程中随时可能会出现凝血功能异常致全身出血，消化道出血，肢体坏死，多器官功能障碍，伤口感染，左下肢肿胀出现骨筋膜室综合征等病情变化，治疗上予头孢呋辛预防感染、破伤风抗毒素肌注预防破伤风、抗五步蛇毒血清 4000iu 静滴，后 4000iu 续滴，七叶皂苷钠改善局部水肿，地塞米松 10mg 静滴 Q12h 减轻创面肿胀，西咪替丁抗过敏反应，奥美拉唑护胃，谷胱甘肽护肝，申请输注同型血浆 600mL，冷沉淀 20u，输注入纤维蛋白原 1.0g，凝血酶原复合物 400iu，动态复查血常规、凝血功能、心肌酶谱。立即于左下肢行清创减压术，在左小腿筋膜室分区位置行多个小切口减压，并告知左下肢肿胀明显，出现骨筋膜室综合征，则需手术切开减压。每 2 ~ 3 小时测量左下肢周径，观察左下肢足背动脉搏动及血运，同时积极运用中医药治疗，继续口服季德胜蛇药片，并加用蛇毒外洗方、内服方，治以解毒消肿，祛瘀通络。具体方药如下：

内服方：

金银花 25g，蒲公英 25g，连翘 15g，车前子（包煎）12g，大黄（后下）10g，野菊花 10g，白花蛇舌草 20g，白茅根 15g，赤芍 15g，生地黄 20g，虎杖 10g，牡丹皮 10g，甘草 6g，干姜 10g，白术 15g，5 剂。用法：水煎，装袋保存，每次一袋，每日三次，口服。

外洗方：半枝莲 30g，法半夏 20g，半边莲 30g，白花蛇舌草 30g，紫花地丁 20g，蜈蚣 4 条，大黄（后下）20g，冰片 5g，芒硝 30g，黄柏 20g，黄芩 15g，天葵子 30g，细辛 10g，黄连 30g，5 剂。用法：水煎，装袋保存，每日五袋，每日外洗两次。

出院情况：患者经过外科 ICU 监护治疗及专科治疗治疗 16 天后，患者精神状态良好，各项生命体征平稳，各项检查指标正常，左小腿胀痛明显消退，饮食睡眠良好，大小便正常。左小腿下段前侧水泡处 1cm × 1cm 已结痂，伤周无发红及异常渗出；左小腿及足背部前侧见散在小切口均已愈合。左足背动脉可扪及，左下肢末端血运可。患者病情好转要求出院（图 12-3）。

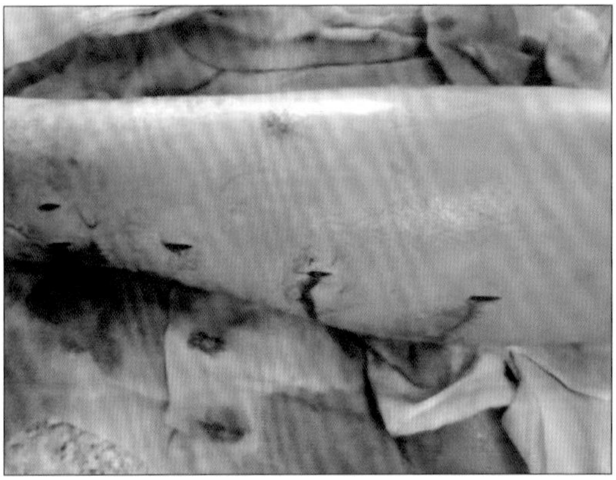

1. 入院时照片（2020 年 9 月 30 日）

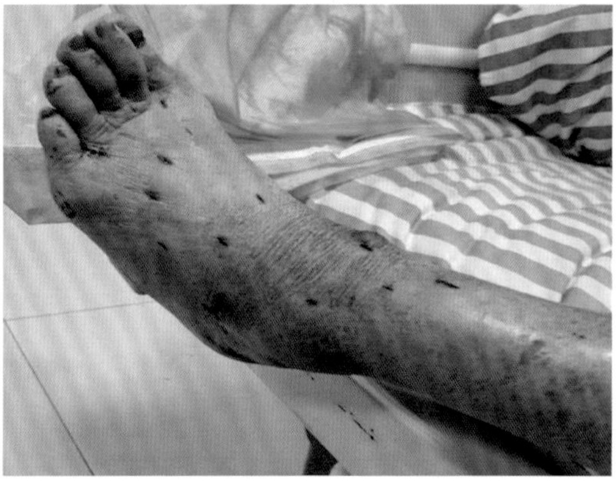

2. 入院第 6 天（2020 年 10 月 5 日）

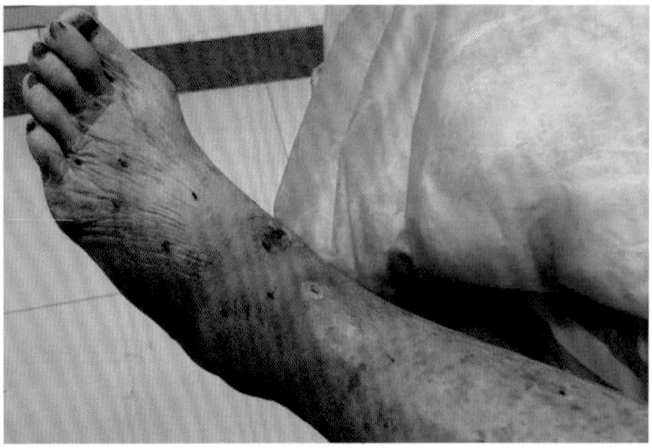

3. 入院第 9 天（2020 年 10 月 8 日）

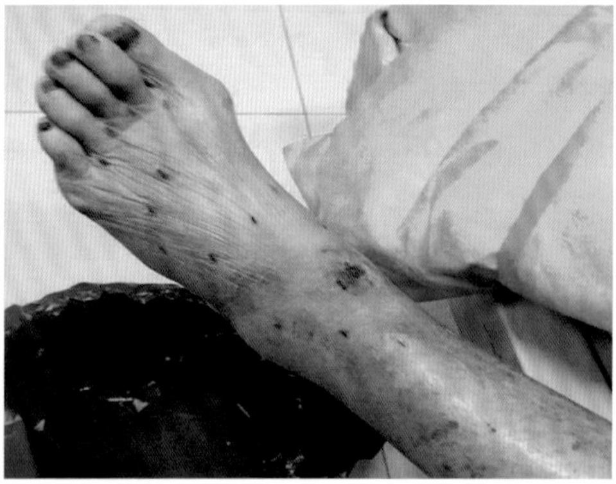

4. 入院第 14 天（2020 年 10 月 15 日）

图 12-3　患者唐某诊治过程

四、案例四

喻某，男性，51岁，2020年8月22日20：12就诊。主诉：毒蛇咬伤致右足、右小腿肿痛2小时。现病史：患者18：00左右砍柴时被五步蛇咬伤右内踝前下侧，当即疼痛，自行挤出少量血液，予绳子扎紧右小腿中段，18：30左右出现牙龈出血，急来我院就诊，立即完善血常规：白细胞数 $18.24\times10^9/L$，中性粒细胞比例85.8%，血小板 $10\times10^9/L$；CRP：0.01mg/L；电解质：3.2mmol/L；凝血功能：不凝固；D-二聚体>10mg/L；心梗三项：肌红蛋白81.79ng/mL；肝肾功能结果正常；血气分析+离子示：pH 7.41，PCO_2 42mmHg，PO_2 85mmHg，HCO_3 26.6mmol/L，BE 2.0mol/L，SO_2 96%，K^+ 3.4mmol/L，Na^+ 143mmol/L，Glu18.0mmol/L，Lac 2.0mmol/L（未吸氧）。心电图：窦性心律 正常心电图；急诊以“毒蛇咬伤”收入院。既往体健。查体：体温36.6℃，脉搏：81次/分，呼吸：20次/分，血压：133/90mmHg，神清语利，右内踝前下侧可见一处牙印，右足背瘀青，右足及右小腿肿胀，张力高，关节活动稍不利，余肢体活动可。目前诊断：中医诊断：外科其他（毒蛇咬伤病）火毒证，西医诊断：①毒蛇咬伤。②凝血功能异常。③低钾血症。

诊疗经过：患者入院后于2020年08月24日1：00～3：55在气管全麻下行“右小腿及右足筋膜间室切开减压术+大清创术+小动脉交通支结扎术+右下肢慢性溃疡修复术”，术后予预防感染、解毒等对症支持治疗，同时予中药内服、外敷、外洗等对症治疗。于2020年09月01日14：00～16：55在连硬外麻下行“右下肢大清创+慢性溃疡修复术”，术后予预防感染、解毒等对症支持治疗，同时予中药内服、外敷、外洗等对症治疗。于2020年09月11日8：00～11：00在连硬外麻下行“右小腿慢性溃疡修复术+大清创缝合，再次VSD修复术+任意皮瓣修复术”，术后予预防感染、解毒等对症支持治疗，同时予中药内服、外敷、外洗等对症治疗。于2020年09月23日在连硬外麻在“清创+拉皮缝合+慢性溃疡修复术”，于2020年10月20日在气管插管全麻下行“游离左股前外侧皮瓣移植术 ”，术后予预防感染、解毒等对症支持治疗，同时予中药内服、外敷、外洗等对症治疗。手术切口间断换药，伤口如期愈合拆线，床旁指导患者功能锻炼，配合中医伤科三期辨证运用中药治疗，治疗效果好，2020年11月06日9：00患者病情恢复稳定办理出院。

出院情况：患者诉感伤口已不疼痛。查体：右足石膏固定良好，右足部皮肤修复区伤口愈合良好，已拆线，左大腿部伤口愈合良好，已拆线，伤口周边无明显红肿，右踝关节活动背伸及跖屈功能障碍（图 12–4）。

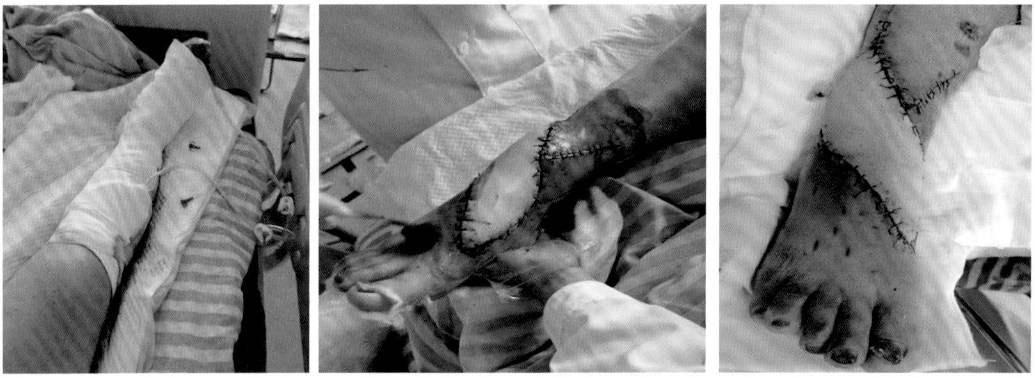

1. 入院后 36 小时行右小腿及右足筋膜间室切开减压术 + 坏死组织清理术

2. 2020 年 10 月 20 日行游离左股前外侧皮瓣移植术

3. 2020–11–06　9：00 出院

图 12–4　患者喻某诊治过程

第十三章

中医治疗水火烫伤

水火烫伤是由于强热作用于人体，热毒入侵，气血瘀滞，其创面局部以红斑、肿胀、疼痛、水疱、渗出、焦痂为主要表现，轻者皮肉腐烂，重者热毒炽盛，伤及体内阴液，或热毒内攻脏腑，以致脏腑失和，阴阳失调。

第一节　水火烫伤诊断

一、疾病诊断

1. 中医诊断标准

参照《中华人民共和国中医药行业标准·中医病证诊断疗效标准》（国家中医药管理局，南京大学出版社，1994）和《中医外科学》（陈红风主编，人民卫生出版社，2012 年 6 月第 2 版）。

有明确的火热灼伤史（如沸水、火焰等），局部皮肤肿胀、灼痛、或有水疱、表皮松解或剥脱，病情严重时可伴口干、发热、烦躁等全身症状。具备上述病因及主要症状即可确诊。

2. 西医诊断标准

参照 1970 年中华医学会烧伤外科分会制定的中国九分法、三度四分法与手掌法进行烧伤面积与深度的诊断及严重程度分期。

二、烧伤深度诊断标准

Ⅰ度烧伤（红斑型）：皮肤伤处红、肿、热、痛，表面干燥，局部感觉过敏，不起水疱，常有烧灼感。2 ～ 3 天后脱痂痊愈，无瘢痕（图 13-1）。

Ⅱ度烧伤（水疱型）：据伤及皮肤深度，Ⅱ度烧伤分为浅Ⅱ度烧伤和深Ⅱ度烧伤。

浅Ⅱ度烧伤：剧痛，感觉过敏，有水疱，基底呈均匀红色、潮湿，局部肿胀。1 ～ 2 周愈合，无瘢痕，有色素沉着。

深Ⅱ度烧伤：痛觉迟钝，水疱或有或无，揭去表皮，基底苍白，间有红色斑点、潮湿，水肿明显。3 ~ 4 周愈合，可遗留少量瘢痕。

Ⅲ度烧伤（焦痂型）：痛觉消失，无弹力，坚硬如皮革样，蜡白焦黄或炭化，干燥。干后皮下筋脉阻塞如树枝状。2 ~ 4 周焦痂脱落形成肉芽创面，一般均需植皮才能愈合，可形成瘢痕和瘢痕挛缩。

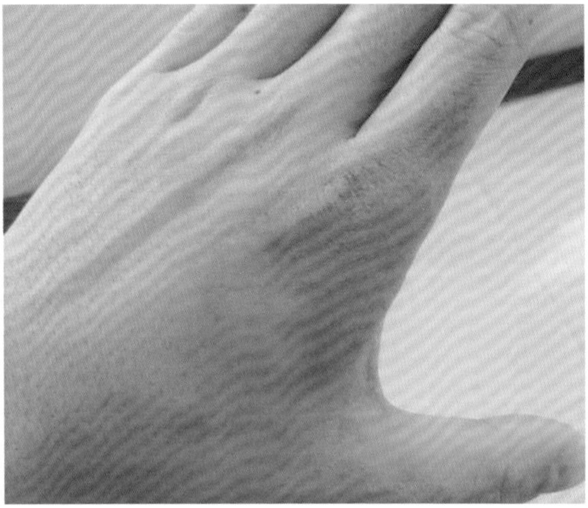

1. Ⅰ度烧伤（红斑型）

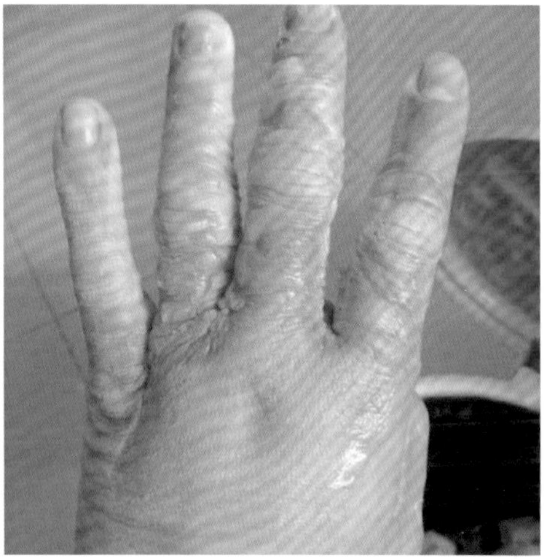

2. 浅Ⅱ度烧伤

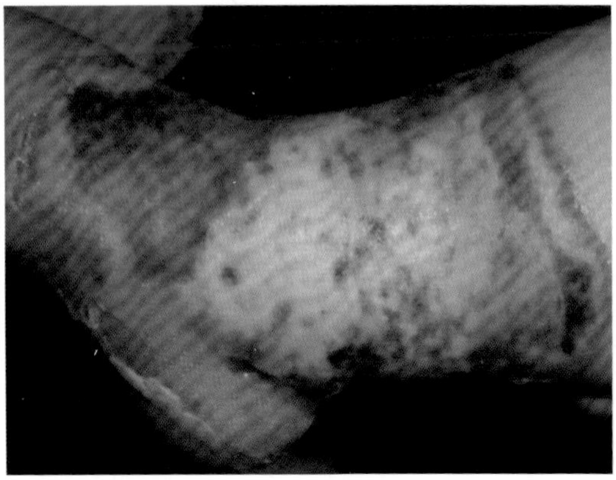

3. 深Ⅱ度烧伤

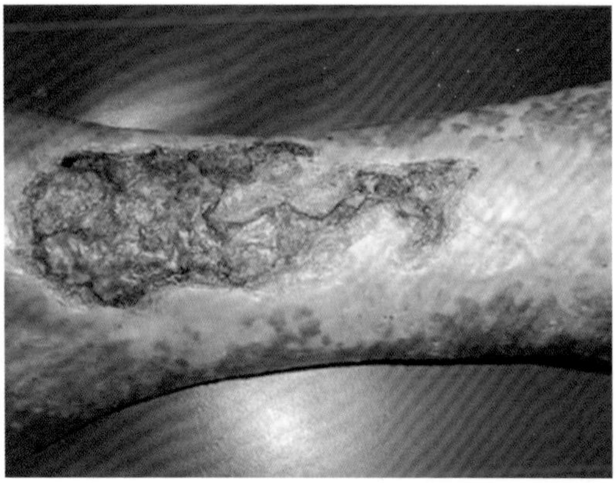

4. Ⅲ度烧伤（焦痂型）

图 13-1　烧伤深度诊断标准

三、严重程度分类

轻度烧伤：总面积在 10%（小儿在 5%）以下的Ⅱ度烧伤。

中度烧伤：总面积在 11% ~ 30%（小儿 6% ~ 15%）或Ⅲ度烧伤面积在 10%（小儿在 5%）以下的烧伤。

重度烧伤：总面积在 31% ~ 50%之间或Ⅲ度烧伤面积在 11% ~ 20%之间（小儿总面积在 16% ~ 25%或Ⅲ度烧伤在 6% ~ 10%），或总面积不超过 31%，但有下列情况之一者：全身情况严重或有休克者，有复合伤或合并伤（如严重创伤、化学中毒等），有中、重度吸入性损伤者。

特重烧伤：总面积在 51%以上或Ⅲ度烧伤面积在 21%以上（小儿总面积在 26%或Ⅲ度烧伤在 11%以上）者或已有严重并发症。

四、证候诊断

1. 热毒袭表证

创面表皮松解、水疱形成、基底红或红白相间。可伴发热、口干喜饮、烦躁、尿黄。舌质偏红，苔白或黄白相兼，脉略数或细数。

2. 火毒伤津证

创面红肿疼痛，水疱形成，基底红、红白相间或苍白。可伴壮热烦躁，口干喜饮，呼吸短促，大便秘结，小便短少。舌质红，苔黄糙，脉洪数或舌光无苔，弦细数。

3. 气血亏虚证

创面基本痊愈，邪虽退而正亦虚，显气血虚衰证。可伴低烧、夜卧不安、食欲不振、消瘦、精神困倦、自汗或盗汗、皮肤瘙痒、嗜睡等，舌质淡红或红，苔薄，脉细弱。

第二节　水火烫伤治疗方法

一、外治法

1. 清创术

用 37℃左右的消毒生理盐水清除创面污物，修剪创周毛发和过长的指（趾）甲，大水疱于低位剪破放水，保留疱皮，小水疱可暂不处理，用 2% 黄连洗液或 2% 黄柏溶液等清洗消毒创面，沾干创面水分。

2. 外用红榆软膏（表 13–1）

表 13–1　红榆软膏

功效	去腐生肌、活血化瘀、消肿止痛			
适应证	损伤类别及程度	抗破伤风	配合抗生素 / 口服中药	病情预后
	（一）Ⅰ度烧伤（红斑型）：皮肤伤处红、肿、热、痛，表面干燥，局部感觉过敏，不起水疱，常有烧灼感。	无须	无须抗生素，可中药治疗。	2 ~ 3 天后脱痂痊愈，无瘢痕。
	（二）浅Ⅱ度烧伤：剧痛，感觉过敏，有水疱，基底呈均匀红色、潮湿，局部肿胀。	损伤面积大于 3% 需要抗破伤风治疗。	损伤面积小于 3% 一般不需要抗生素。损伤面积大于 3% 配合抗生素预防感染。	1 周 ~ 10 天愈合，无瘢痕，有色素沉着。
	（三）深Ⅱ度烧伤：痛觉迟钝，水疱或有或无，揭去表皮，基底苍白，间有红色斑点、潮湿，水肿明显。	需要	需配合抗生素 + 口服中药。	2 ~ 3 周愈合，可遗留少量瘢痕。

（续表）

适应证	（四）创伤后的皮肤擦伤	损伤面积大于3%需要抗破伤风治疗。	损伤面积小于3%一般不需要抗生素。 损伤面积大于3%配合抗生素预防感染。	1周～10天愈合，无瘢痕，有色素沉着。
	（五）一、二级褥疮	无须	具体根据病情选用。	1～4周愈合。
用法用量	外用。用药前使用络合碘清洗伤口三次，将红榆软膏涂于烧、烫、灼伤等创面（厚度薄于1mm），每4～6小时更换药物，换药前须将残留在创面上的药物及液化物拭去，暴露创面用药。			
急性期患者，使用红榆软膏越早，效果越好。				

二、内治法

1. 热毒袭表证

治法：清热解毒，凉血活血。

方药：银花甘草汤加味。金银花、连翘、黄芩、芦根、炒栀子、蒲公英、赤芍、牡丹皮、甘草等。

2. 火毒伤津证

治法：清热解毒，养阴生津。

方药：银花甘草汤合增液汤加减。金银花、连翘、黄芩、芦根、栀子、蒲公英、赤芍、牡丹皮、党参、五味子、生地黄、当归、玄参、麦冬、甘草等。

3. 气血亏虚证

治法：补气养血，兼清余毒。

方药：八珍汤加味。黄芪、金银花、黄芩、党参、炒白术、当归、茯苓、熟地黄、川芎、炒白芍、丹皮、知母、麦冬、甘草等。

三、其他中医特色疗法

以下中医医疗技术适用于所有证型。

1. 红外线照射治疗

促进渗出吸收，使创面干燥结痂，一般每次 30 ~ 60 分钟，每日 1 ~ 4 次，照射时要经常询问和观察皮肤反应情况，防止烫伤。

2. 物理疗法

中药消瘢止痒膏配合物理疗法防治瘢痕增生和瘢痕痒痛等，确保患者各功能部位恢复良好。

3. 康复综合治疗

在伤后 24h 内即进行一体化康复综合治疗，有序开展各种康复治疗，早期注重体位摆放及心理干预。

4. 加压疗法

深Ⅱ度烧伤以上患者愈合的创面往往会有程度不同的瘢痕增生，需要尽早应用加压疗法防治。选择具有良好弹性的织物材料，如弹力手套、弹力服、弹力绷带等，在局部瘢痕未隆起之前即开始加压，压力在 25mmHg 左右可产生治疗作用。欲取得加压疗法的良好效果，需坚持“一早、二紧、三持久”的原则：“早”即在瘢痕未隆起之前开始加压；“紧”即在不影响远端血运的前提下愈紧愈好；“持久”即 24h 连续加压，除洗澡以外，不要解开，压迫半年到 1 年。对凹陷部位适当加上衬垫，使瘢痕均匀受压，以达到良好效果。

第三节　护理要点

护理的内容包括基础护理、体位选择、创面护理、特殊烧伤部位护理、心理护理等。

1. 基础护理

保暖，严格执行消毒隔离制度。

2. 体位选择

无休克者采取半卧位，以利水肿吸收；颈部烧伤者头颈部取过伸位，将一枕头垫于肩下；会阴部取仰卧位，双腿外展60°，充分暴露创面，大面积烧伤伴会阴部烧伤者用翻身床；背臀部烧伤采用俯卧位为主，减少创面受压，充分暴露创面，保持创痂干燥。

3. 创面护理

包括包扎疗法、暴露疗法、浸浴疗法等护理，目的是减少创面感染，保证皮片生长良好，促进创面愈合。

4. 特殊烧伤部位护理

包括头面颈部烧伤、会阴部烧伤护理等。

5. 心理护理

加强健康教育，教会患者正确的功能锻炼方法，增强患者自信心；增进沟通，了解患者思想状况，与家属多交流，做好心理疏导，出院后定期随访，从多角度关心患者。

第四节　疗效评价

一、评价方法

治愈：全身症状消失，创面愈合，局部痒痛症状消失，无明显疤痕增生或疤痕增生经治疗后基本软化，色泽接近正常皮肤。

好转：全身症状消失，创面未完全愈合，局部痒痛症状明显缓解，疤痕大部分软化，有轻度色素沉着或减退。

未愈：发热或低热不退、口干、烦躁减轻不明显，创面感染不能控制，未能愈合，局部痒痛症状无明显缓解，疤痕增生明显。

二、疗效指标

创面愈合情况：烧伤后创面局部痒痛、创周红肿、创面渗出、色素沉着、疤痕增生等。

创面愈合时间：从创面用药起到创面完全上皮化所需时间。

创面愈合率：创面愈合率 =（原始创面面积 – 未愈合创面面积）/ 原始创面面积 × 100%。

第五节 典型病例

一、病情简介

患者邹某，女，29 岁，于 2019 年 12 月 03 日 20：30 工作时不慎被煤气烧伤致左下肢疼痛。伤后半小时到达我院急诊就诊。

二、治疗

急诊处理：入院后立即在门诊手术室行急诊烧伤清创术，并予以生理盐水约 2000mL 外洗、冷却伤口，加快软组织内热消散；无菌尖刀片刺破水泡并清除皮下液体（注意不建议去除水疱表皮）；稀释双氧水及络合碘清洗伤口 3 次，最后涂抹红榆软膏。10 分钟后患者自诉患处疼痛已明显缓解。

留观处理：予以抗破伤风，头孢唑林静滴预防感染；中药予以银花甘草汤合增液汤加减，并继续红榆软膏伤口每日换药治疗。

三、疗效

经系统治疗 5 日后病情明显好转出院（图 13–2）。

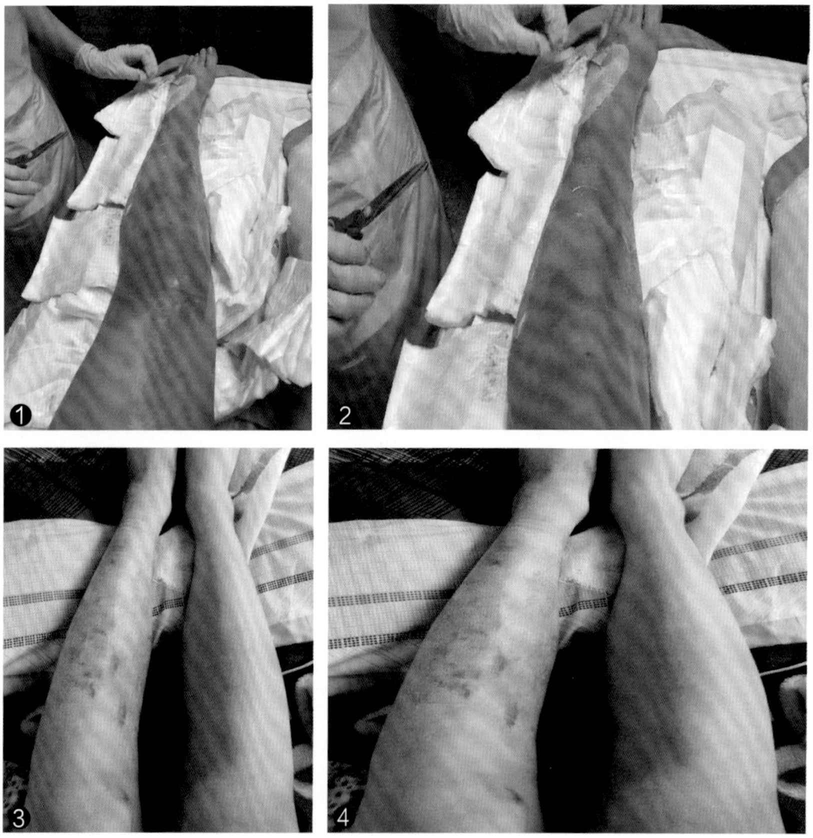

图 13–2　患者邹某诊治过程

参考文献

[1] 陈红风．中医外科学 [M]. 北京：人民卫生出版社，2012.

[2] 国家中医药管理局．中华人民共和国中医药行业标准中医病证诊断疗效标准 [M]. 南京：南京大学出版社，1994.

[3] 黄跃生．烧伤外科学 [M]. 北京：科学技术文献出版社，2010.

第十四章 经方配方颗粒的急诊应用

一直以来中医药在急诊的发展，由于种种原因如起效慢、疗效差、服药难、急诊中医人才不足等，因而受到各种限制，以至于很多中医院急诊无中医师，即使有中医师也无中医药处置，中医院的急诊医师完全没有中医急诊思维。近些年来，出现了经方研究热，因为很多经方经过反复的临床验证，已经成为起效快捷、疗效稳定可靠、性价比高的代名词。我院急诊科团队，坚持中医药在急诊的应用，经过近 5 年的摸索，已经总结出一些非常实用的经方使用经验，现分享给同道。

一、麻杏甘石汤在急性呼吸道感染的应用

急性呼吸道感染是急诊医师经常面对的疾病，有的患者以上呼吸道症状为主如发热、干咳、咽痛、鼻塞、流涕等，有的患者以下呼吸道症状为主如发热、咳嗽、咯痰、胸闷、胸痛。我们临床发现患者大多有外感病史，病起有表证，有的很快入肺化热，或咳或喘，或有汗或无汗。咽喉部常常充血，扁桃体时有肿大，甚至化脓。舌质红或淡红，苔薄白或薄黄腻。总的病机为寒邪犯表，入里化热，病位以上焦、呼吸系统表现明显。因而选用麻杏甘石汤，该方出自《伤寒论·太阳篇》："发汗后，不可更行桂枝汤，汗出而喘，无大热者，可与麻黄杏仁甘草石膏汤"（原文63条）。第63条中有"无大热者"，"无大热"并非无发热之症，而是其热不甚，在《伤寒论》中属于"微热"之意。今只见发热之症，而不见恶寒或者恶风之症，此是表证已罢的征象。若表证未罢，已发热者，必见恶寒或者恶风。由此可知，"无大热"之麻杏甘石汤无表证。因此，麻杏甘石汤主治上焦气分热证。外感温热病邪传入上焦（肺）气分，故身热持续，汗出而不解。卫表证已罢，故不恶寒。热蒸肌肤，则汗自出，反恶热。热壅于肺，宣降失司，故咳嗽喘急，甚则鼻煽抬肩。纵观麻杏甘石汤方，石膏辛甘寒，清泄肺热为主药，麻黄辛苦温，宣肺定喘为辅药，两者寒热，相制为用，清宣肺中郁热，以止咳平喘，杏仁苦降肺气，石膏，质重而降，又与麻黄一降一宣，相辅相成，以平喘止咳，合为清宣肺热，平喘咳的代表方。湖南省直中医医院急诊科运用麻杏甘石汤加减经验，偏于上呼吸道感染者加金银花、连翘、板蓝根、玄参、薄荷，偏于下呼吸道感染者加胆南星、黄芩、竹茹、浙贝母等。对于常见病如急性化脓性扁桃体炎可以配置院内制剂，随诊随取随用，非常方便，患者乐于接受。

二、葛根芩连汤在急性腹泻中的应用

急性腹泻患者经常急诊就诊，来之前或已服用止泻药物，仍腹泻不止，或伴随腹

痛发热、原因不明。经过血常规、大便常规化验，结合病史及查体，大部分患者诊断明确，如急性胃肠炎、轮状病毒感染、痢疾。患者临床表现为急性腹泻如水样便，或里急后重，或伴有阵发性腹绞痛，或恶心呕吐，或发热恶寒。舌质红，苔薄黄或黄白腻。总的病机为湿热下注，或兼有表寒。病位在中下焦，涉及消化系统。因而选用葛根芩连汤，该方出自《伤寒论·太阳病脉证并治》："太阳病，桂枝证，医反下之，利遂下止。脉促者，表未解也；喘而汗出，葛根芩连汤主之。"方中黄芩、黄连治疗中下焦的湿热，葛根升阳止泻并生津止渴，甘草缓急止痛缓解胃肠痉挛。湖南省直中医医院急诊科运用该方的经验：临床应用以身热下利，胸脘烦热，口干作渴，喘而汗出，舌红苔黄，脉数或促为辨证要点；对于呕吐明显者加紫苏或吴茱萸；对于水泄明显者加茯苓，泽泻、车前草；对于腹痛明显者加木香，湿热重者加马齿苋。

三、大小建中汤在腹痛虚证中的应用

急性腹痛是急诊科常见病、多发病，除了部分少见病诊断困难，大多能够明确诊断。对于一些不需要手术干预的急腹症，完全可以通过中医药治疗。根据临床表现，阵发性腹痛，反复发作，腹软喜温喜按，或无明显定位压痛。舌质淡红，苔薄白或白腻。总的病机是脾胃虚寒，或兼气滞血瘀。病位在中下焦，消化系统。因而选用大建中汤、小建中汤，此二方均出自《金匮要略》"虚劳里急，悸，衄，腹中痛，梦失精，四肢酸疼，手足烦热，咽干口燥，小建中汤主之。""心胸中大寒痛，呕不能饮食，腹中寒，上冲皮起，出见有头足，上下痛而不可触近，大建中汤主之。"小建中汤、大建中汤均有温中补虚、降逆止痛作用。方中桂枝、生姜、干姜、蜀椒温经散寒止痛，芍药、甘草缓解止痛，大枣、人参益气健脾。湖南省直中医医院急诊科运用此二方的经验：二方合用，随证加减，广泛用于胃肠痉挛、术后不全肠梗阻、肠系膜淋巴结炎、慢性胃炎等，疗效稳定可靠；如果阳虚明显，加熟附子；如果气滞明显，加厚朴，木香；如果兼有血瘀，加五灵脂、蒲黄等；饴糖可用麦芽糖替代，但是不可缺少。该方对于虚弱型的腹痛患者，有明显的补虚强壮作用，如日本汉方医师汤本求真先生用于治疗结核性腹膜炎引起的腹痛效果显著。

四、大柴胡汤在腹痛实证中的应用

急腹症中有部分可手术也可保守治疗，如胆囊结石、胆囊炎、不全肠梗阻、急性阑尾炎、急性胰腺炎等，临床根据情况而定，对于可保守治疗或者不接受手术治疗的患者，我们经常运用中医药来治疗。观察患者表现有急性腹痛，持续不解，或伴恶心呕吐，或腹胀便秘，或发热口渴，或口苦，按压疼痛明显，腹肌紧张。舌红、苔黄腻。总的病机是少阳枢机不利，阳明腑实不通。病位在中下焦，消化系统。因而选用大柴胡汤，该方出自《伤寒论·少阳病篇》：“伤寒发热，汗出不解，心中痞硬，呕吐而下利者，大柴胡汤主之。”及《金匮要略·腹满寒疝宿食病脉证并治》：“按之心下满痛者，此为实也，当下之，宜大柴胡汤。”方中柴胡、黄芩和解少阳枢机，枳实、大黄疏通阳明燥结，半夏、生姜降逆止呕，白芍柔肝缓急，大枣护胃固中，切合急性腹痛实证的病机。湖南省直中医医院急诊科运用此方的经验：该方多用于体质壮实者，但是瘦弱者患者也可能出现；如合并肝胆湿热，故加郁金、金钱草；如有结石，加鸡内金、海金沙；如血瘀加桃仁、牡丹皮、三棱、莪术，如有气滞加厚朴、木香等；便秘者要重用生大黄至 25 克以上；呕吐明显，不能服药者，也可以直肠滴灌。

五、葛根汤在外感热病中的应用

外感发热是机体感受风、寒、暑、湿、燥、热、疫毒等外邪引起的以发热为主要症状的疾病。常见于感冒和时行感冒，作为对人体危害较大的多发病，受到历代医家的重视。外感发热常见病因主要包括以细菌、非典型病原体和病毒感染为主的呼吸道传染性疾病，其中病毒性感染占 70% 以上。目前西药对于大部分病毒性感染尚无良策，且不良反应大。急诊常见外感热病以各种流感为主，其主要表现有持续发热、无明显恶风寒、头身酸痛、无汗口渴，或恶心呕吐，或腹泻。舌红或淡红，苔薄白或薄黄腻。总的病机是太阳表邪入里化热，又称太阳温病。病位在太阳阳明，涉及呼吸系统、消化系统、免疫系统、神经系统。因而选用葛根汤，该方出自《伤寒论》“太阳病，项背强几几，无汗，恶风者，葛根汤主之。”方中葛根升津液，濡筋脉；麻黄、桂枝疏散风寒，发汗解表；芍药、甘草生津养液，缓急止痛；生姜、大枣调和脾胃，鼓舞脾胃生发之气。诸药合用，共奏发汗解肌，升津舒筋之功。葛根汤颗粒在日本民间广泛使用来治疗感冒，其作用机制有抗病毒、解热镇痛、调节免疫。湖南省直中医医院急诊科运用此方的经验：如患者发热口渴明显，去生姜，加天花粉、生石膏；如合并肠道湿热，加黄芩、黄连；如口苦纳差，加北柴胡、黄芩。

六、吴茱萸汤及泽泻汤在眩晕症中的运用

眩晕症是急诊一个多发病，患者发作时常常视物旋转，伴有明显恶心呕吐，呕出大量痰涎，伴有出大汗。患者经常是反复发作，有的人一年发作几次，有的人一个月甚至一周发作几次，多次来急诊或打 120 接诊，虽无凶险之象，但表现十分痛苦。根据眩晕症的主要表现突然发作，或有恶寒怕冷，或头痛、视物旋转，不能站立、闭目缓解、恶心呕吐痰涎后缓解、冷汗淋漓、舌淡红、苔白腻，我们考虑该病症总的病机是痰饮内停中焦、清阳不升、浊阴不降。吴茱萸汤均出自《伤寒论》“食谷欲呕者，属阳明，吴茱萸汤主之。”“干呕，吐涎沫，头痛者，吴茱萸汤主之。”泽泻汤出自《金匮要略》“心下有支饮，其人苦冒眩，泽泻汤主之。”从经典原文看，吴茱萸汤重在止呕吐涎沫，泽泻汤重在止眩晕，合并分析二方，吴茱萸、生姜暖肝温胃，人参、大枣、白术健脾益气散水气，泽泻利水化饮。眩晕症的表现、病机正好切合此二方的方证。湖南省直中医医院急诊科运用此二方的经验：对于舌淡红，苔白腻或水滑的眩晕患者几乎都有特效；对于恶心呕吐明显患者，加姜半夏，小口喝药，以免引发呕吐；小便不利、痰饮重者，加茯苓；兼有血瘀头痛者，加川芎、当归。

七、炙甘草汤在心悸中的应用

心悸在急诊常以阵发性室上性心动过速作为诊断，其发作无明显诱因，有时突发突止，患者有时因持续几个小时都不能缓解而来急诊就诊。该病诊断不难，但根治却不易。有人做过几次射频消融手术，仍然不能根治，有人长期服倍他乐克等药仍不能完全控制发作，可谓一顽症。根据其临床表现，阵发性心悸，或伴胸闷，或伴恐惧感，或伴畏寒怕冷，甚至寒战。舌淡红，苔白腻或厚腻，脉结代。我们考虑心悸病中总的病机以心阳不振，结涩不舒，阴气缺乏不续，病位在心，循环系统，因而选用炙甘草汤。该方出自《伤寒论》，“伤寒心悸动，脉结代，炙甘草汤主之。”该方又名复脉汤，用于误治后阳损津伤之证，与心律失常所致心悸方证相符。方中人参、炙甘草、大枣甘温益气，生地、麦冬、阿胶滋养营血，麻仁甘润补血，桂枝通阳，生姜温胃，于是合成一个补益气血、滋阴和阳而复脉的方剂。已故名老中医曹颖甫、陈伯坛等及当今广东经方名医黄仕沛教授都非常善用该方治疗心悸，他们的经验给了我们更多信心。湖南省直中医医院急诊科运用此方的经验：对于心悸动为表现的心律失常不论心动过速还是心动过缓，只要方证相符都有效；方中对于桂枝、生姜应该重用至 30 克以上，炙甘草剂量为桂枝的一半，药汁总的口感是甘辛辣；方中熟地的剂量需要 35 克以上，放白酒同煎，可以减少滋腻；阿胶为了便于服用，使用阿胶珠 6 克即可；兼有血瘀者可加红花、川芎、丹参。

八、小结

通过大量反复的临床实践，我们发现急诊使用经方：不管是新发还是久病，如辨证准确，方证相应，效如桴鼓，常常 2 ～ 3 天就能够纯中医治疗获得痊愈；所有中药尽可能采用配方颗粒剂，用法简单，用量精细，疗效稳定可靠；急诊用经方，因为脉象掌握难度大，要重视舌苔表现，不强求查脉，重在方证鉴别。相信在不久的将来，在中医同道的共同努力下，经方中医可以丢掉慢郎中的标签，在急诊临床中会大有作为。

参考文献

［1］黄煌．经方的魅力［M］．北京：人民卫生出版社，2006.

［2］赵宇昊，史成和，陈绍红，等．麻杏甘石汤方证探讨[J]. 中国实验方剂学杂志，2010，16（15）：244–245.

［3］陈光，杨浩婕，张乙，等．从中医发热理论的发展谈中医的创新［J］．世界中医药，2015，10（8）：1250–1253.

［4］张艺伟，徐占兴．浅谈外感发热的中医证治［J］．辽宁中医药大学学报，2008，10（12）：12–13.

［5］曹颖甫．经方实验录［M］．北京：学苑出版社，2010.

［6］柳亚男．葛根汤的抗炎活性及其对 MAPK 和 NF-κB 炎性信号通路的调控机制 [D]. 烟台：烟台大学，2019.

附　录

附录 1　急诊常用协定方

一、外感发热

症状：发热重，畏寒轻，全身酸痛，头痛，无汗，目疼，鼻干，舌红，苔黄或白。

体征：体温＞ 38.5 度，心率＞ 90 次 / 分，双肺无明显干湿啰音。

辅助检查：C 反应蛋白升高或中性粒细胞百分比、白细胞升高。

处方：柴胡退热方

作用：清热解表，解肌通络

组成：柴胡 20 克，甘草 8 克，大枣 10 克，黄芩 15 克，连翘 30 克，石膏 20 克，葛根 30 克，升麻 15 克，羌活 10 克，白芷 10 克。

二、眩晕症

症状：视物旋转，恶心呕吐清水，头昏重，乏力，纳差或见大便稀烂。

体征：舌淡红，苔白腻，湿润，脉滑。

辅助检查：头部 CT（－），心电图（－）。

处方：柴陈泽泻汤。

作用：温中化饮，定眩止呕。

组成：柴胡 8 克，黄芩 10 克，陈皮 10 克，法半夏 10 克，茯苓 18 克，泽泻 30 克，生姜 10 克，白术 15 克，桂枝 10 克，大枣 15 克，甘草 3 克。心烦加栀子 10 克，高血压加夏枯草 15 克，天麻 10 克，钩藤 30 克后下。头颈部痛加葛根 30 克，川芎 15 克；胃寒重加吴茱萸 5 克。

三、虚寒腹痛

症状：急性或慢性腹痛，遇寒加重，喜温喜按，阵发性痉挛性绞痛。

体征：腹软，按之舒服，脉弦，无反跳痛。

辅助检查：血尿淀粉酶、腹平片、彩超基本正常。

处方：建中止痛方。

作用：温中散寒，缓急止痛。

组成：桂枝 10 克，白芍 30 克，干姜 10 克，大枣 20 克，炙甘草 10 克，川椒 5 克，党参 15 克，麦芽糖 30 克，木香 10 克后下。

四、红肿热痛性疾病

症状：局部症见红肿热痛，急性起病，或发热畏寒。

体征：局部皮肤温度高，发红，触痛明显，或见溃疡，或虫咬伤。

处方：五味消毒饮加减。

作用：清热解毒，消肿止痛。

组成：金银花 20 克，野菊花 10 克，蒲公英 30 克，紫花地丁 10 克，天葵子 5 克，连翘 30 克，大枣 15 克，甘草 10 克，虎杖 15 克，桃仁 10 克，丹皮 15 克，赤芍 15 克。

五、手足口病、疱疹性咽峡炎

症状：口咽部多发疱疹，溃疡，咽痛明显，或发热，烦躁不安。

体征：体温升高或正常，手足口部可见疱疹、溃疡。

辅助检查：白细胞正常，C 反应蛋白升高。

处方：疱疹泻心汤。

作用：清热利湿，解毒愈疡。

组成：甘草 5 克，法半夏 3 克，黄芩 5 克，黄连 2 克，干姜 2 克，党参 5 克，大枣 5 克，升麻 5 克，金银花 5 克，连翘 5 克，茯苓 5 克，桔梗 5 克，赤小豆 15 克。

六、实热型腹痛

症状：持续性腹胀，腹痛，发热，大便秘结，呕吐。

体征：体温高，按压腹痛加重。

辅查：血象高，肠梗阻表现，胆结石，阑尾炎表现。

处方：大柴胡汤加减。

作用：泄热通腹，理气活血。

组成：柴胡 10 克，黄芩 15 克，大黄 10 克，枳实 12 克，厚朴 15 克，法半夏 15 克，白芍 15 克，大枣 15 克，生姜 10 克，甘草 10 克，丹皮 15 克，桃仁 15 克。

七、风寒感冒方

症状：恶寒，或伴发热，头身疼痛，关节肌肉疼痛，腰痛。

体征：体温高。

辅查：血象高，或正常，CRP 或高或正常。

处方：葛根汤加减。

作用：清热解表，解筋舒肌。

组成：葛根 20 克，麻黄 8 克，桂枝 8 克，白芍 10 克，生姜 15 克，大枣 15 克，炙甘草 8 克，升麻 10 克，羌活 10 克。

八、筋伤定痛颗粒

症状：受伤处疼痛。

体征：局部肿痛、瘀青。

辅查：无明显骨折。

处方：桃红四物汤加减。

作用：活血化瘀，理气止痛。

组成：桃仁 10 克，红花 10 克，川芎 15 克，当归 10 克，乳香 5 克，熟地黄 15 克，赤芍 15 克，延胡索 15 克，川牛膝 15 克，大黄 6 克，炙甘草 10 克，大枣 15 克。

九、尿感颗粒

症状：发热，呕吐，口苦，腰痛，尿频，尿急，尿痛。

体征：体温高，肾区叩击痛。

辅查：血象高，尿潜血、白细胞阳性。

处方：小柴胡汤加减。

作用：清热祛湿，利尿通淋。

组成：柴胡 20 克，黄芩 10 克，法半夏 8 克，甘草 5 克，生姜 8 克，白茅根 30 克，苦参 10 克，川牛膝 20 克。

附录2 急诊常用100味中药

1. 桂枝

《神农本草经》："主上气咳逆，结气，喉痹，吐吸，利关节，补中益气。"

性味归经：辛、甘、温。归心、肺、膀胱经。

功效：发汗解表，温经通阳。

主治：气上冲、出汗、惊恐、腹痛。

2. 芍药

《神农本草经》："主邪气腹痛，除血痹，破坚积，寒热疝瘕，止痛，利小便，益气。"

性味归经：苦、酸、微寒。归肝、脾经。

功效：养血敛阴，柔肝止痛，平抑肝阳。

主治：挛急，尤以脚挛急、腹中急痛、身疼痛为多。

3. 甘草

《神农本草经》："主五脏六府寒热邪气，坚筋骨，长肌肉，倍力，金创，解毒。久服轻身延年。"

性味归经：甘、平。归心、肺、脾、胃经。

功效：补脾益气，清热解毒，祛痰止咳，缓急止痛，调和诸药。

主治：用于脾胃虚弱，倦怠乏力，心悸气短，咳嗽痰多，脘腹、四肢挛急疼痛，痈肿疮毒，缓解药物毒性、烈性。

4. 大枣

《本经》："主心腹邪气，安中养脾，助十二经。平胃气，通九窍，补少气、少津液，身中不足，大惊，四肢重，和百药。"

性味归经：甘，温。归脾、胃、心经。

功效：补脾和胃，益气生津，调营卫，解药毒。

主治：胃虚食少，脾弱便溏，气血津液不足，营卫不和，心悸怔忡。妇人脏躁。

5. 麻黄

《神农本草经》："主中风伤寒头痛温疟，发表，出汗，去邪热气，止咳逆上气，除寒热，破症坚积聚。"

性味归经：辛、微苦，温。归肺、膀胱经。

功效：发汗散寒，宣肺平喘，利水消肿。

主治：用于风寒感冒，胸闷喘咳，风水浮肿。蜜麻黄润肺止咳。多用于表证已解，气喘咳嗽。

6. **附子**

《神农本草经》："主风寒咳逆邪气，温中，金创，破癥坚积聚，血瘕，寒温，踒（《御览》作痿）。躄拘挛，脚痛，不能行步。"

性味归经：辛、甘、大热；有毒。归心、肾、脾经。

功效：回阳救逆，补火助阳，散寒止痛。

主治：用于亡阳虚脱，肢冷脉微，心阳不足，胸痹心痛，虚寒吐泻，脘腹冷痛，肾阳虚衰，阳痿宫冷，阴寒水肿，阳虚外感，寒湿痹痛。

7. **乌头**

《神农本草经》："主中风，恶风，洗洗，出汗，除寒湿痹，咳逆上气，破积聚，寒热。"

性味归经：辛、苦、热、有大毒。归心、肝、肾、脾经。

功效：祛风除湿，温经止痛。

主治：用于风寒湿痹，关节疼痛，心腹冷痛，寒疝作痛及麻醉止痛。

8. **干姜**

《神农本草经》："主胸满咳逆上气，温中止血，出汗，逐风，湿痹，肠澼，下利。生者尤良，久服去臭气，通神明。"

性味归经：辛、热。归脾、胃、肾、心、肺经。

功效：温中逐寒，回阳通脉。

主治：心腹冷痛，吐泻，肢冷脉微，寒饮喘咳，风寒湿痹，阳虚吐、衄、下血。

9. **细辛**

《神农本草经》："主咳逆，头痛，脑动，百节拘挛，风湿，痹痛，死肌。久服明目，利九窍，轻身长年。"

性味归经：辛、温。归心、肺、肾经。

功效：祛风散寒，祛风止痛，通窍，温肺化饮。

主治：用于风寒感冒，头痛，牙痛，鼻塞流涕，鼻鼽，鼻渊，风湿痹痛，痰饮喘咳。

10. 吴茱萸

《神农本草经》："主温中，下气，止痛，咳逆，寒热，除湿血痹，逐风邪，开腠。"

性味归经：辛、苦、热；有小毒。归肝、脾、胃、肾经。

功效：散寒止痛，降逆止呕，助阳止泻。

主治：用于厥阴头痛，寒疝腹痛，寒湿脚气，经行腹痛，脘腹胀痛，呕吐吞酸，五更泄泻。

11. 柴胡

《神农本草经》："主心腹，去肠胃中结气，饮食积聚，寒热邪气，推陈致新。久服，轻身明目益精。"

性味归经：苦、凉。归肝、胆经。

功效：和解表里，疏肝解郁，升阳举陷，退热截疟。

主治：用于感冒发热，寒热往来，胸胁胀痛，月经不调，子宫脱垂，脱肛。

12. 半夏

《神农本草经》："主伤寒，寒热，心下坚，下气，喉咽肿痛，头眩胸胀，咳逆肠鸣，止汗。"

性味归经：辛、温、有毒。归脾、胃、肺经。

功效：燥湿化痰，降逆止呕，消痞散结。

主治：用于湿痰寒痰，咳喘痰多，痰饮眩悸，风痰眩晕，痰厥头痛，呕吐反胃，胸脘痞闷，梅核气；外治痈肿痰核。

13. 黄芪

《神农本草经》："主痈疽，久败疮，排脓，止痛，大风癞疾，五痔，鼠瘘，补虚，小儿百病。"

性味归经：甘、微温。归肺、脾经。

功效：补气升阳，固表止汗，利水消肿，生津养血，行滞通痹，托毒排脓，敛疮生肌。

主治：用于气虚乏力，食少便溏，中气下陷，久泻脱肛，便血崩漏，表虚自汗，气虚水肿，内热消渴，血虚萎黄，半身不遂，痹痛麻木，痈疽难溃，久溃不敛。

14. 白术

《神农本草经》："主风寒湿痹死肌，痉疸，止汗，除热，消食，作煎饵。久服，轻身延年，不饥。"

性味归经：苦、甘、温。归脾、胃经。

功效：补脾益胃，燥湿和中，安胎。

主治：脾胃气弱，不思饮食，倦怠少气，虚胀，泄泻，痰饮，水肿，黄疸，湿痹，小便不利，头晕，自汗，胎气不安。

15. 茯苓

《神农本草经》："主胸胁逆气，忧恚，惊邪，恐悸，心下结痛，寒热烦满，咳逆，口焦舌干，利小便。久服安魂养神，不饥，延年。"

性味归经：甘、淡、平。归心、肺、脾、肾经。

功效：渗湿利水，益脾和胃，宁心安神。

主治：小便不利，水肿胀满，痰饮咳逆，呕哕，泄泻，遗精，淋浊，惊悸，健忘。

16. 猪苓

《神农本草经》："主痎疟，解毒蛊，注（《御览》作蛀）。不祥利水道。久服轻身耐老。"

性味归经：甘、淡、平。归脾、肾、肺、膀胱经。

功效：利尿渗湿。

主治：小便不利，水肿胀满，脚气，泄泻，淋浊，带下。

17. 土茯苓

《玉楸药解》："利水泻湿，燥土健中，壮筋骨而伸拘挛，利关节而消壅肿，最养脾胃，甚止泄利。"土茯苓燥土泻湿，壮骨强筋，止泄敛肠，极有殊效。善治痈疽瘰疬，杨梅恶疮。

性味归经：甘、淡、平。归肝、胃经。

功效：解毒除湿，通利关节。

主治：用于梅毒及汞中毒所致的肢体拘挛，筋骨疼痛；湿热淋浊，带下，痈肿，瘰疬，疥癣。

18. 茯苓皮

《纲目》："主水肿肤胀，开水道，开腠理。"

性味归经：甘、淡、平。归肺、脾、肾经。

功效：利水消肿。

主治：用于水肿，小便不利。

19. 茯神

《别录》："疗风眩，风虚，五劳，口干。止惊悸，多恚怒，善忘。开心益智，养精神。"《药性论》："主惊痫，安神定志，补劳乏；主心下急痛坚满，小肠不利。"《本草再新》"治心虚气短，健脾利湿。"

性味归经：甘、淡、平。归心、脾经。

功效：宁心，安神，利水。

主治：用于心虚惊悸，健忘，失眠，惊痫，小便不利。

20. 泽泻

《神农本草经》："主风寒湿痹，乳难消水，养五脏，益气力，肥健。久服耳目聪明，不饥，延年轻身，面生光，能行水上。"

性味归经：甘、淡，寒。归肾、膀胱经。

功效：利水渗湿，泄热，化浊降脂。

主治：用于小便不利，水肿胀满，泄泻尿少，痰饮眩晕，热淋涩痛，高脂血症。

21. 滑石

《神农本草经》："主身热泄澼，女子乳难，癃闭。利小便，荡胃中积聚寒热，益精气。久服，轻身，耐饥，长年。"

性味归经：甘、淡，寒。归膀胱、肺、胃经。

功效：利尿通淋，清热解暑，外用祛湿敛疮。

主治：用于热淋，石淋，尿热涩痛，暑湿烦渴，湿热水泻；外治湿疹，湿疮，痱子。

22. 防己

《神农本草经》："主风寒温疟热气诸痫，除邪，利大小便。"

性味归经：苦，寒。归膀胱、肺经。

功效：祛风止痛，利水消肿。

主治：用于风湿痹痛，水肿脚气，小便不利，湿疹疮毒。

23. 防风

《神农本草经》："主大风，头眩痛，恶风，风邪，目盲无所见，风行周身，骨节疼痹，烦满。久服轻身。"

性味归经：辛、甘，微温。归膀胱、肝、脾经。

功效：祛风解表、胜湿止痛、解痉、止痒。

主治：外感风寒、头痛身痛、风湿痹痛、骨节酸痛、腹痛泄泻、肠风下血、破伤风、风疹瘙痒、疮疡初起。

24. 羌活

《神农本草经》："主风寒所击，金疮止痛，贲豚，痫痓，女子疝瘕。久服，轻身耐老。"

性味归经：辛、苦，温。归膀胱、肾经。

功效：解表散寒，祛风胜湿，止痛。

主治：风寒感冒，风寒湿痹，项强筋急，骨节酸疼，风水浮肿，痈疽疮毒。

25. 独活

《神农本草经》："主风寒所击，金疮止痛，贲豚，痫痓，女子疝瘕。久服，轻身耐老。"

性味归经：辛、苦，微温。归肾、膀胱经。

功效：祛风除湿，通痹止痛。

主治：用于风寒湿痹，腰膝疼痛，少阴伏风头痛，风寒挟湿头痛。

26. 葛根

《神农本草经》："主消渴，身大热，呕吐，诸痹，起阴气，解诸毒，葛谷，主下利，十岁已上。"

性味归经：甘、辛，凉。归脾、胃经。

功效：解肌退热，生津止渴，透疹，升阳止泻，通经活络，解酒毒。

主治：用于外感发热头痛，项背强痛，口渴，消渴，麻疹不透，热痢，泄泻，眩晕头痛，中风偏瘫，胸痹心痛，酒毒伤中。

27. 栝楼根

《神农本草经》："主消渴，身热，烦满，大热，补虚安中，续绝伤。"

《贵州草药》："性寒，味甘、微苦。"

性味归经：甘、微苦，微寒。归肺、胃经。

功效：清热生津，消肿排脓。

主治：用于热病烦渴，肺热燥咳，内热消渴，疮疡肿毒。

28. 黄连

《神农本草经》："主热气，目痛，眦伤，泣出，明目，肠澼，腹痛，下利，妇人阴中肿痛。久服，令人不忘。"

性味归经：苦，寒。归心、脾、胃、肝、胆、大肠经。

功效：清热燥湿，泻火解毒。

主治：用于湿热痞满，呕吐吞酸，泻痢，黄疸，高热神昏，心火亢盛，心烦不寐，心悸不宁，血热吐衄，目赤，牙痛，消渴，痈肿疔疮；外治湿疹，湿疮，耳道流脓。酒黄连善清上焦火热。用于目赤，口疮。姜黄连清胃和胃止呕。用于寒热互结，湿热中阻，痞满呕吐。萸黄连舒肝和胃止呕。用于肝胃不和，呕吐吞酸。

29. 黄芩

《神农本草经》："主诸热黄疸，肠澼，泄利，逐水，下血闭，恶创恒蚀，火疡。"

性味归经：苦，寒。归肺、胆、脾、大肠、小肠经。

功效：清热燥湿，泻火解毒，止血，安胎。

主治：用于湿温、暑湿，胸闷呕恶，湿热痞满，泻痢，黄疸，肺热咳嗽，高热烦渴，血热吐衄，痈肿疮毒，胎动不安。

30. 黄柏

《神农本草经》："主五藏，肠胃中结热，黄疸，肠痔，止泄利，女子漏下赤白，阴阳蚀创。"

性味归经：苦，寒。归肾、膀胱经。

功效：清热燥湿，泻火解毒。

主治：热痢，泄泻，消渴，黄疸，痿躄，梦遗，淋浊，痔疮，便血，赤白带下，骨蒸劳热，目赤肿痛，口舌生疮，疮疡肿毒。

31. 栀子

《汤液本草》："或用栀子利小便，实非利小便，清肺也，肺气清而化，膀胱为津液之府，小便得此气化而出也。栀子豉汤治烦躁，烦者气也，躁者血也，气主肺，血主肾，故用栀子以治肺烦，用香豉以治肾躁。躁者，懊憹不得眠也。"

性味归经：苦，寒。归心、肺、三焦经。

功效：果实：泻火除烦，清热利尿，凉血解毒。根：泻火解毒，清热利湿，凉血散瘀。

主治：果实：用于热病心烦，黄疸尿赤，血淋涩痛，血热吐衄，目赤肿痛，火毒疮疡；外治扭挫伤痛。根：用于传染性肝炎，跌打损伤，风火牙痛。

32. 大黄

《神农本草经》："主下瘀血，血闭，寒热，破症瘕积聚，留饮，宿食，荡涤肠胃，推陈致新，通利水杀，调中化食，安和五脏。”

性味归经：苦，寒。归脾、胃、大肠、肝、心包经。

功效：泻下攻积，清热泻火，凉血解毒，逐瘀通经，利湿退黄。

主治：用于实热积滞便秘，血热吐衄，目赤咽肿，痈肿疔疮，肠痈腹痛，瘀血经闭，产后瘀阻，跌打损伤，湿热痢疾，黄疸尿赤，淋证，水肿；外治烧烫伤。酒大黄善清上焦血分热毒。用于目赤咽肿，齿龈肿痛。熟大黄泻下力缓，泻火解毒。用于火毒疮疡。大黄炭凉血化瘀止血。用于血热有瘀出血症。

33. **虎杖**

《本草经集注》：“主通利月水，破留血症结。田野甚多此，状如大马蓼，茎斑而叶圆。极主暴瘕，酒渍根服之也。”

性味归经：微苦，微寒。归肝、胆、肺经。

功效：利湿退黄，清热解毒，散瘀止痛，止咳化痰。

主治：用于湿热黄疸，淋浊，带下，风湿痹痛，痈肿疮毒，水火烫伤，经闭，症瘕，跌打损伤，肺热咳嗽。

34. **芒硝**

《别录》：“主五脏积聚，久热胃闭，除邪气，破留血，腹中痰实结搏，通经脉，利大小便及月水，破五淋，推陈致新。”

性味归经：咸、苦，寒。归胃、大肠经。

功效：泻下通便，润燥软坚，清火消肿。

主治：用于实热积滞，腹满胀痛，大便燥结，肠痈肿痛；外治乳痈，痔疮肿痛。

35. **厚朴**

《神农本草经》：“主中风，伤寒，头痛，寒热，惊悸气，血痹，死肌，去三虫。”

性味归经：苦、辛，温。归脾、胃、肺、大肠经。

功效：燥湿消痰，下气除满。

主治：用于湿滞伤中，脘痞吐泻，食积气滞，腹胀便秘，痰饮喘咳。

36. **枳实**

《神农本草经》：“主大风在皮肤中，如麻豆苦痒，除寒热结，止利，长肌肉，利五脏，益气轻身。”

性味归经：苦、辛、酸，微寒。归脾、胃经。

功效：破气消积，化痰散痞。

主治：用于积滞内停，痞满胀痛，泻痢后重，大便不通，痰滞气阻，胸痹，结胸，脏器下垂。

37. **枳壳**

《本草经解》：“主风痒麻痹，通利关节，劳气咳嗽，背膊闷倦，散留结胸膈痰滞，逐水消胀满，大肠风，安胃止风痛。”

性味归经：苦、辛、酸，微寒。归脾、胃经。

功效：理气宽中，行滞消胀。

主治：用于胸胁气滞，胀满疼痛，食积不化，痰饮内停，脏器下垂。

38. **青皮**

《雷公炮制药性解》：“主破滞气，愈用而愈效。削坚积，愈下而愈良。引诸药至厥阴之分，下饮食入太阴之仓，消温疟热甚结母，止左胁郁怒作痛，去肉，微炒用。青皮即橘之小者，酸能泻水，宜走肝经；温能辅导，宜归脾部。”

性味归经：苦、辛、温。归肝、胆、胃经。

功效：疏肝破气，消积化滞。

主治：肝郁气滞之胁肋胀痛、乳房胀痛、乳核、乳痈，疝气疼痛，食积气滞之胃脘胀痛，以及气滞血瘀所至的癥瘕积聚，久疟癖块。

39. **陈皮**

《神农本草经》：“主胸中瘕热逆气，利水谷。久服去臭，下气，通神。”

性味归经：苦、辛，温。归肺、脾经。”

功效：理气健脾，燥湿化痰。

主治：用于脘腹胀满，食少吐泻，咳嗽痰多。

40. **栝蒌实**

《本草正》：“瓜蒌仁，性降而润，能降实热痰涎，开郁结气闭，解消渴，定胀喘，润肺止嗽。但其气味悍劣，善动恶心呕吐，中气虚者不宜用，《本草》言其补虚劳，殊为大谬。”

性味归经：甘、微苦、寒。归肺；胃；大肠经。

功效：清肺化痰，滑肠通便。

主治：痰热咳嗽，肺虚燥咳，肠燥便秘，痈疮肿毒。

41. **薤白**

《神农本草经》：“主金疮疮败。”

性味归经：辛、苦、温。归肺、胃、大肠经。

功效：通阳散结，行气导滞。

主治：用于胸痹疼痛，痰饮咳喘，泻痢后重。

42. 石膏

《神农本草经》："主中风寒热，心下逆气，惊喘，口干舌焦，不能息，腹中坚痛，产乳，金疮。"

性味归经：甘、辛、大寒。归肺、胃经。

功效：清热泻火，除烦止渴。

主治：用于外感热病，高热烦渴，肺热喘咳，胃火亢盛，头痛，牙痛。

43. 知母

《神农本草经》："主消渴热中，除邪气肢体浮肿，下水，补不足，益气。"

性味归经：苦、甘、寒。归肺、胃、肾经。

功效：清热泻火，生津润燥。

主治：用于外感热病，高热烦渴，肺热燥咳，骨蒸潮热，内热消渴，肠燥便秘。

44. 麦冬

《神农本草经》："主心腹，结气伤中伤饱，胃络脉绝，羸瘦短气。久服轻身，不老不饥。生川谷及堤阪。"

性味归经：甘、微苦、微寒。归心、肺、胃经。

功效：养阴生津，润肺清心。

主治：用于肺燥干咳。虚痨咳嗽，津伤口渴，心烦失眠，内热消渴，肠燥便秘；咽白喉。

45. 白茅根

《神农本草经》："主劳伤虚羸，补中益气，除瘀血、血闭寒热，利小便。"

性味归经：甘、寒。归肺、胃、膀胱经。

功效：凉血止血，清热利尿。

主治：用于血热吐血，衄血，尿血，热病烦渴，黄疸，水肿，热淋涩痛；急性肾炎水肿。

46. 芦根

《名医别录》："主消渴客热，止小便利。"

性味归经：甘、寒。归肺、胃经。

功效：清热生津，除烦，止呕，利尿。

主治：用于热病烦渴，胃热呕哕，肺热咳嗽，肺痈吐脓，热淋涩痛。

47. 萆薢

《神农本草经》："主腰背痛，强骨节，风寒湿周痹，恶疮不瘳，热气。"

性味归经：苦，平。归肝、胃、膀胱经。

功效：祛风湿；利湿浊。

主治：膏淋、白浊、带下、疮疡、湿疹、风湿痹痛。

48. 瞿麦

《神农本草经》："主关格诸癃结，小便不通，出刺，决痈肿，明目去翳，破胎堕子，下闭血。"

性味归经：苦、寒。归心、小肠经。

功效：利尿通淋，破血通经。

主治：用于热淋、血淋、石淋、小便不通、淋沥涩痛、月经闭止。

49. 龙骨

《神农本草经》："主咳逆，泄痢脓血，女子漏下，症瘕坚结，小儿热气惊痫。"

性味归经：甘、涩、平。无毒。归心、肝、肾、大肠经。

功效：镇惊安神，平肝潜阳，固涩，收敛。

主治：主惊痫癫狂、心悸怔忡、失眠健忘、头晕目眩、自汗盗汗、遗精遗尿、崩漏带下、久泻久痢、溃疡久不收口及湿疮。

50. 牡蛎

《神农本草经》："主伤寒寒热，温疟洒洒，惊恚怒气，除拘缓鼠瘘，女子带下赤白。久服强骨节。"

性味归经：咸、微寒。归肝、胆、肾经。

功效：重镇安神，潜阳补阴，软坚散结。

主治：用于惊悸失眠、眩晕耳鸣、瘰疬痰核、症瘕痞块。煅牡蛎收敛固涩。用于自汗盗汗、遗精崩带、胃痛吞酸。

51. 磁石

《神农本草经》："主周痹风湿，肢节中痛，不可持物，洗洗酸痟，除大热烦满及耳聋。"

性味归经：咸、寒。归肝、心、肾经。

功效：平肝潜阳，聪耳明目，镇惊安神，纳气平喘。

主治：用于头晕目眩、视物昏花、耳鸣耳聋、惊悸失眠、肾虚气喘。

52. 珍珠母

《饮片新参》：“平肝潜阳，安神魂，定惊痫，消热痞、眼翳。”

性味归经：咸、寒。归肝、心经。

功效：平肝潜阳，定惊明目。

主治：用于头痛眩晕、烦躁失眠、肝热目赤、肝虚目昏。

53. 石决明

《别录》：“主目障翳痛，青盲。”

性味归经：咸、平。归肝、肾经。

功效：平肝潜阳，清肝明目。

主治：用于头痛眩晕、目赤翳障、视物昏花、青盲雀目。治风阳上扰、头痛、眩晕、惊搐、骨蒸劳热、青盲内障。

54. 决明子

《神农本草经》：“治青盲，目淫肤赤白膜，眼赤痛，泪出，久服益精光。”

性味归经：甘、苦、咸、微寒。归肝、大肠经。

功效：清热明目，润肠通便。

主治：用于目赤涩痛、畏光多泪、头痛眩晕、目暗不明、大便秘结。

55. 人参

《神农本草经》：“主补五脏，安精神，止惊悸，除邪气，明目，开心益智。”

性味归经：甘、微苦、平。归脾、肺、心经。

功效：大补元气，复脉固脱，补脾益肺，生津，安神。

主治：用于体虚欲脱、肢冷脉微、脾虚食少、肺虚喘咳、津伤口渴、内热消渴、久病虚羸、惊悸失眠、阳痿宫冷、心力衰竭，心源性休克。

56. 党参

《本草从新》：“补中益气，和脾胃，除烦渴。”

性味归经：甘、平。归脾、肺经。

功效：补中益气，健脾益肺。

主治：用于脾肺虚弱、气短心悸、食少便溏、虚喘咳嗽、内热消渴。

57. 西洋参

《本草从新》："补肺降火，生津液，除烦倦。虚而有火者相宜。"

性味归经：甘、微苦，凉。归心、肺、肾经。

功效：补气养阴，清热生津。

主治：用于气虚阴亏，内热，咳喘痰血，虚热烦倦，消渴，口燥咽干。

58. 红参

《神农本草经》："主补五脏，安精神，止惊悸，除邪气，明目，开心益智。"

性味归经：甘、微苦、温。归脾、肺、心经。

功效：大补元气，复脉固脱，益气摄血。

主治：用于体虚欲脱、肢冷脉微、气不摄血、崩漏下血、心力衰竭、心源性休克。

59. 麦冬

《神农本草经》："主治心腹结气。伤中伤饱，羸疲短气。久服轻身，不老不飢。生川谷及隄阪。"

性味归经：甘、微苦、微寒。归心、肺、胃经。

功效：养阴生津，润肺清心。

主治：用于肺燥干咳、虚痨咳嗽、津伤口渴、心烦失眠、内热消渴、肠燥便秘；咽白喉。

60. 阿胶

《神农本草经》："主心腹内崩，劳极洒洒如疟状，腰腹痛，四肢酸疼，女子下血。安胎。久服益气。"

性味归经：甘、平。归肺、肝、肾经。

功效：补血滋阴，润燥，止血。

主治：用于血虚萎黄、眩晕心悸、肌痿无力、心烦不眠、虚风内动、肺燥咳嗽、劳嗽咯血、吐血尿血、便血崩漏、妊娠胎漏。

61. 生地黄

《神农本草经》："主治折跌，绝筋，伤中，逐血痹，填骨髓，长肌肉。"

性味归经：甘、苦、寒，归心、肝、肾经。

功效：清热凉血，养阴生津。

主治：热病伤阴、舌绛烦渴、温毒发斑、吐血、衄血、咽喉肿痛。

62. 当归

《神农本草经》："主咳逆上气，润肺气。温疟寒热，洗洗在皮肤中，皆风寒在血中之病。"

性味归经：甘、温，归肝、心、脾经。

功效：补血活血，调经止痛，润肠通便。

主治：血虚萎黄、眩晕心悸、月经不调、经闭痛经、虚寒腹痛。

63. 川芎

《神农本草经》："主中风入脑头痛．寒痹筋挛，缓急金疮，妇人血闭无子。"

性味归经：辛、温，归肝、胆、心包经，

功效：活血行气，祛风止痛。

主治：血瘀气滞、胸痹心痛、头痛、风湿痹痛。

64. 牡丹皮

《神农本草经》："热，中风，瘈疭，痉，惊痫，邪气，除癥坚，瘀血留舍肠胃，安五脏，疗痈疮。"

性味归经：苦、辛、微寒。归心、肝、肾经。

功效：清热凉血，活血化瘀。

主治：热入营血、温毒发斑、吐血衄血、夜热早凉、无汗骨蒸、经闭痛经、跌扑伤痛、痈疮毒。

65. 苦杏仁

《神农本草经》："主咳逆上气雷鸣，喉痹，下气，产乳金疮，寒心奔豚。"

性味归经：苦、微温、有小毒。归肺、大肠经。

功效：降气止咳平喘，润肠通便。

主治：咳嗽气喘、胸闷痰多、肠燥便秘。

66. 五味子

《神农本草经》："主益气，气敛则益。咳逆上气，肺主气，肺气敛则咳逆除，而气亦降矣。"

性味归经：味酸、甘，性温。归肺、心、肾经。

功效：收敛固涩，益气生津，补肾宁心。

主治：久咳虚喘、梦遗滑精、遗尿尿频、久泻不止、自汗盗汗。

67. 桔梗

《神农本草经》："主胸胁痛如刀刺，腹满，肠鸣幽幽，惊恐悸气。"

性味归经：味苦、辛，性平。归肺经。

功效：宣肺，利咽，祛痰，排脓。

主治：咳嗽痰多、胸闷不畅、咽痛音哑、肺痈吐脓。

68. 葶苈子

《雷公炮炙论》："凡使葶苈子勿用赤须子，真相似，只是味微甘苦，葶苈子入顶苦。"

性味归经：味辛、苦，性寒。入肺、膀胱经。

功效：破坚逐邪，泻肺行水，祛痰平喘。

主治：痰饮、咳喘、脘腹胀满、肺痈。

69. 桃仁

《神农本草经》："主治瘀血，血闭瘕邪气，杀小虫。"

性味归经：苦、甘，平。归心、肝、大肠经。

功效：活血祛瘀，润肠通便，止咳平喘。

主治：经闭痛经、癥瘕痞块、肺痈肠痈、跌扑损伤、肠燥便秘、咳嗽气喘。

70. 红花

《神农本草经》："主产后血晕口噤，腹内恶血不尽绞痛，胎死腹中。"

性味归经：辛，温。归心、肝经。

功效：活血通经，散瘀止痛。

主治：经闭、瘀滞腹痛、跌打损伤。

71. 䗪虫

《神农本草经》："主治心腹寒热洗洗，血积癥瘕，破坚，下血闭，生子大良。"

性味归经：咸、寒。有小毒。归肝经。

功效：破血逐瘀、续筋接骨。

主治：跌打损伤、血瘀经闭。

72. 水蛭

《神农本草经》："主逐恶血，瘀血月闭，破血瘕积聚，诸败血结滞之疾皆能除之。无子，恶血留于子宫则难孕。"

性味归经：咸、苦、平。有小毒。归肝经。

功效：破血通经，逐瘀消癥。

主治：血瘀经闭、癥瘕痞块、中风偏瘫、跌扑损伤。

73. 虻虫

《神农本草经》："主逐瘀血，破下血积，坚痞，癥瘕，寒热，通利血脉及九窍。"

性味归经：苦、微寒。有小毒、归肝经。

功效：破血逐瘀、消癥散积。

主治：血瘀经闭、跌打损伤、瘀滞肿痛。

74. 地龙

《神农本草经》："主蛇瘕，去三虫、伏尸、鬼疰、蛊毒，杀长虫。"

性味归经：咸、寒。归肝、脾、膀胱经。

功效：清热定惊、平肝息风、通经活络、平喘利尿。

主治：高热、神昏、惊痫抽搐、关节痹痛、肺热喘咳。

75. 全蝎

《开宝本草》："疗诸风瘾疹及中风半身不遂，口眼㖞斜，语涩，手足抽掣。"

性味归经：辛、平。归肝经。

功效：息风镇痉，通络止痛、攻毒散结。

主治：肝风内动、痉挛抽搐、小儿惊风、中风。

76. 蜈蚣

《神农本草经》："主鬼注蛊毒，啖诸蛇虫鱼毒，杀鬼物老精，温虐，去三虫。"

性味归经：辛、性温、有毒。归肝经。

功效：息风止痉，解毒散结，通络止痛。

主治：主治急慢惊风、破伤风。

77. 薄荷

《神农本草经》："薄荷气味辛温无毒，主贼风伤寒，发汗恶气，心腹胀满、霍乱，宿食不消，下气，煮汁服，亦堪生食。"

性味归经：辛、凉。归肺、肝经。

功效：疏散风热，利咽透疹，疏肝解郁，清利头目。

主治：风热表证，头痛、头眩晕、目赤肿痛等。

78. 连翘

《神农本草经》："主寒热，鼠瘘，瘰疬，痈肿，恶疮，瘿瘤，结热，蛊毒。"

性味归经：苦、微寒。归心、肺、小肠经。

功效：清热解毒、消肿散结、疏散风热。

主治：痈疽、瘰疬、乳痈、风热感冒、温病初起、热淋涩痛。

79. 金银花

《神农本草经》："主外感风热、瘟病初起、疮疡疔毒、红肿热痛、便脓血。"

性味归经：甘、寒。归心、肺、胃经。

功效：清热解毒，疏散风热。

主治：疔疮、喉痹、丹毒、风热感冒、热毒血痢。

80. 淡竹叶

《神农本草经》："主咳逆上气，溢筋急，恶疡，杀小虫。"

性味归经：甘、淡；寒。归心、胃、小肠经。

功效：清热泻火、除烦止渴、利尿通淋。

主治：热病烦渴、口舌生疮、小便短赤涩痛。

81. 熟地黄

《神农本草经》："主益气延年，轻身不老，另外男治五劳七伤。"

性味归经：甘，微温。归肝、肾经。

功效：补血滋阴、益精填髓。

主治：阴虚血少、腰膝痿弱、劳嗽骨蒸、遗精、崩漏、月经不调、消渴、溲数、耳聋、目昏。

82. 苦参

《神农本草经》："主心腹结气，癥瘕积聚，黄疸，溺有余沥，逐水，除痈肿，补中，明目，止泪。"

性味归经：苦、寒。归心、肝、胃、大肠、膀胱经。

功效：清热燥湿、祛风、杀虫、利尿。

主治：湿疹、阴囊潮湿、白带、湿疮的皮肤瘙痒。外用可以用于滴虫性阴道炎。

83. 肉豆蔻

《神农本草经》："主温中，消食止泄，治积冷心腹胀痛，霍乱。"

性味归经：辛、温。归脾、胃、大肠经。

功效：温中行气，涩肠止泻。

主治：久泻不止、胃寒气滞、脘腹胀痛、食少呕吐。

84. 骨碎补

《神农本草经》："主伤寒，补不足，金创痈伤，折跌，续筋骨，妇人乳难。久服益气力。"

性味归经：苦、温。归肝、肾经。

功效：活血疗伤止痛、补肾强骨；外用消风祛斑。

主治：跌打闪挫、筋骨折伤、肾虚腰痛、耳鸣耳聋、牙齿松动、久泻。

85. 续断

《药性论》："主绝伤，去诸温毒，能通宣经脉。"

性味归经：苦、辛。归肝、肾经。

功效：补肝肾，强筋骨，续折伤，止崩漏。

主治：腰膝酸软、风湿痹痛、跌打损伤、崩漏经多、胎漏下血。

86. 杜仲

《神农本草经》："主腰脊痛，补中，益精气，坚筋骨，强志，除阴下痒湿，小便余沥。久服轻身耐老。"

性味归经：甘、温。归肝、肾经。

功效：补肝肾、强筋骨、安胎。

主治：腰膝酸软、筋骨无力、头晕目眩、妊娠漏血、胎动不安。

87. 车前子

《神农本草经》："主气癃，止痛，利水道小便，除湿痹。久服轻身耐老。"

性味归经：甘，寒。归肝、肾、肺、小肠经。

功效：清热利尿通淋，渗湿止泻，明目，祛痰。

主治：热淋涩痛、水肿胀满、暑湿泄泻、痰热咳嗽、目赤肿痛。

88. 车前草

《别录》："金疮，止血衄鼻，瘀血血瘕，下血，小便赤，止烦下气，除小虫。"

性味归经：甘，寒。归肝、肾、肺、小肠经。

功效：清热利尿通淋，祛痰，凉血，解毒。

主治：热淋涩痛、水肿尿少、暑湿泄泻、痰热咳嗽。

89. 乳香

《本草拾遗》："疗耳聋，中风口噤，妇人血气，能发酒，理风冷，止大肠泄澼，疗诸疮令内消。"

性味归经：辛、苦。归心、肝、脾经。

功效：活血定痛，消肿生肌。

主治：跌打损伤、痈肿疮疡、气滞血瘀、胸痹心痛、胃脘疼痛、痛经、产后瘀阻。

90. 没药

《药性论》："主打扑损，心腹血瘀，伤折跌损，筋骨瘀痛，金刃所损，痛不可忍，皆以酒投饮之。"

性味归经：辛、苦，平。归心、肝、脾经。

功效：散瘀定痛，消肿生肌。

主治：跌打损伤、痈肿疮疡、气滞血瘀、胸痹心痛、血瘀气滞之胃痛。

91. 五灵脂

《开宝本草》："主疗心腹冷气，小儿五疳，辟疫，治肠风，通利气脉，女子月闭。"

性味归经：苦、咸，甘。归肝经。

功效：活血止痛，化瘀止血。

主治：瘀血阻滞诸痛证、瘀滞出血。

92. 蒲黄

《神农本草经》："主心腹膀胱寒热，利小便，止血，消瘀血。久服，轻身益气力，延年神仙。生池泽。"

性味归经：甘、平。归肝、心包经。

功效：止血，化瘀，通淋。

主治：吐血、衄血、咯血、崩漏、经闭痛经、血淋涩痛。

93. 升麻

《神农本草经》："主解百毒，杀百老物殃鬼，辟温疾，障，邪毒蛊。"

性味归经：辛、微甘。归脾、胃、大肠、肺经。

功效：发表透疹，清热解毒，升阳举陷。

主治：时气疫疠、头痛寒热、喉痛、口疮、斑疹不透。

94. 鳖甲

《神农本草经》："主治心腹癥瘕，坚积，寒热，去痞息肉，阴蚀痔恶肉。"

性味归经：咸、微寒。归肝、肾经。

功效：滋阴潜阳，退热除蒸，软坚散结。

主治：阴虚发热、骨蒸劳热、阴虚阳亢、头晕目眩、虚风内动。

95. 蜀椒

《神农本草经》："主邪气咳逆，温中，逐骨节皮肤死肌寒湿痹痛，下气，久服头不白，轻身增年。"

性味归经：辛、温。归脾、胃、肾经。

功效：温中止痛，杀虫止痒。

主治：脘腹冷痛、呕吐泄泻、虫积腹痛、湿疹、阴痒。

96. 玄胡索

《本草纲目》："活血，理气，止痛，通小便。"

性味归经：辛、苦、温。归肝、脾、心经。

功效：活血，行气，止痛。

主治：气血瘀滞、胸胁、脘腹疼痛、胸痹心痛、经闭痛经、跌打肿痛。

97. 木香

《神农本草经》："主邪气，辟毒疫温鬼，强志，主淋露。"

性味归经：辛、苦、温。归脾、胃、大肠、胆经。

功效：行气止痛，健脾消食。

主治：脾胃气滞、脘腹胀痛、食积不消、不思饮食、泻痢后重、胸胁胀痛、黄疸。

98. 郁金

《神农本草经》："主血积。下气。生肌止血。破恶血。血淋尿血。"

性味归经：苦、辛，性寒。归肝、胆、心经。

功效：活血止痛，解郁行气，凉血清心，利胆退黄。

主治用于胸胁刺痛、胸痹心痛、经闭痛经、乳房胀痛、热病神昏、癫痫发狂、血热吐衄、黄疸尿赤。

99. 金钱草

《神农本草经》："《本草求原》记载：金钱草，祛风湿止骨痛，浸酒舒筋活络，止跌打闪伤（痛），取汁调酒更效。"

性味归经：甘、咸、微寒。归肝、胆、肾、膀胱经。

功效：清热利尿、祛风止痛、止血生肌、消炎解毒、杀虫。

主治：湿热黄疸、胆胁胀痛、石淋、热淋、小便涩痛、痈肿疔疮。

100. 鸡内金

《神农本草经》："主上气咳逆，结气，喉痹，吐吸，利关节，补中益气。"

性味归经：甘，寒。归脾、胃、小肠、膀胱经。

功效：健胃消食、涩精止遗、通淋化石。

主治：食积不消、呕吐泻痢、通淋化石、遗精、石淋涩痛。